究極の
骨盤リセット・ストレッチ

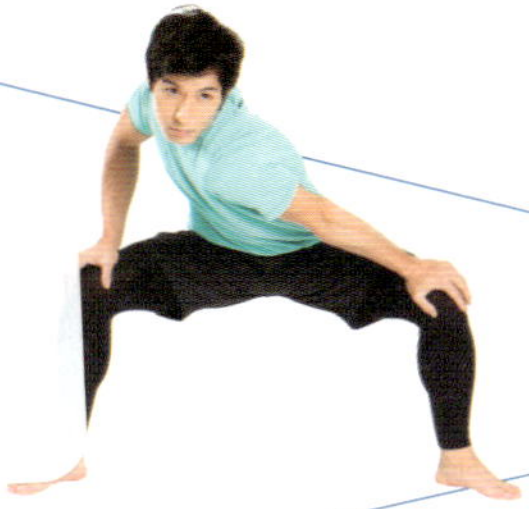

アスカ鍼灸治療院院長
福辻鋭記
監修

日本文芸社

体が硬いと早死にする⁉
その不調の原因は骨盤にあるかも

病院に駆け込むほどではないものの、疲れがとれない、体のあちこちが痛む、やる気が出ない、ストレスがたまってイライラする……など、病気になる一歩手前の体調不良の状態を、東洋医学では〝未病《みびょう》〟と呼びます。

私の治療院には未病の方が大勢いらっしゃいますが、多くの方にはある共通点があります。それは骨盤のゆがみです。

とくに男性は、全体的に体が硬く、骨盤周りの関節や筋肉も硬いため、骨盤自体に弾力がないという特徴があります。じつは、男性のほうが女性よりも平均寿命が短い一因は、この体の硬さと骨盤のゆがみにあるのではないかと私は考えているのです。

骨盤は、上半身と下半身をつなぐ体の中心、いわゆる要になります。その骨盤が硬くてゆがんでいたらどうなるでしょうか。

まず、骨盤につながる背骨や頸椎、頭蓋骨などがゆがんでいきます。**さらに、その**

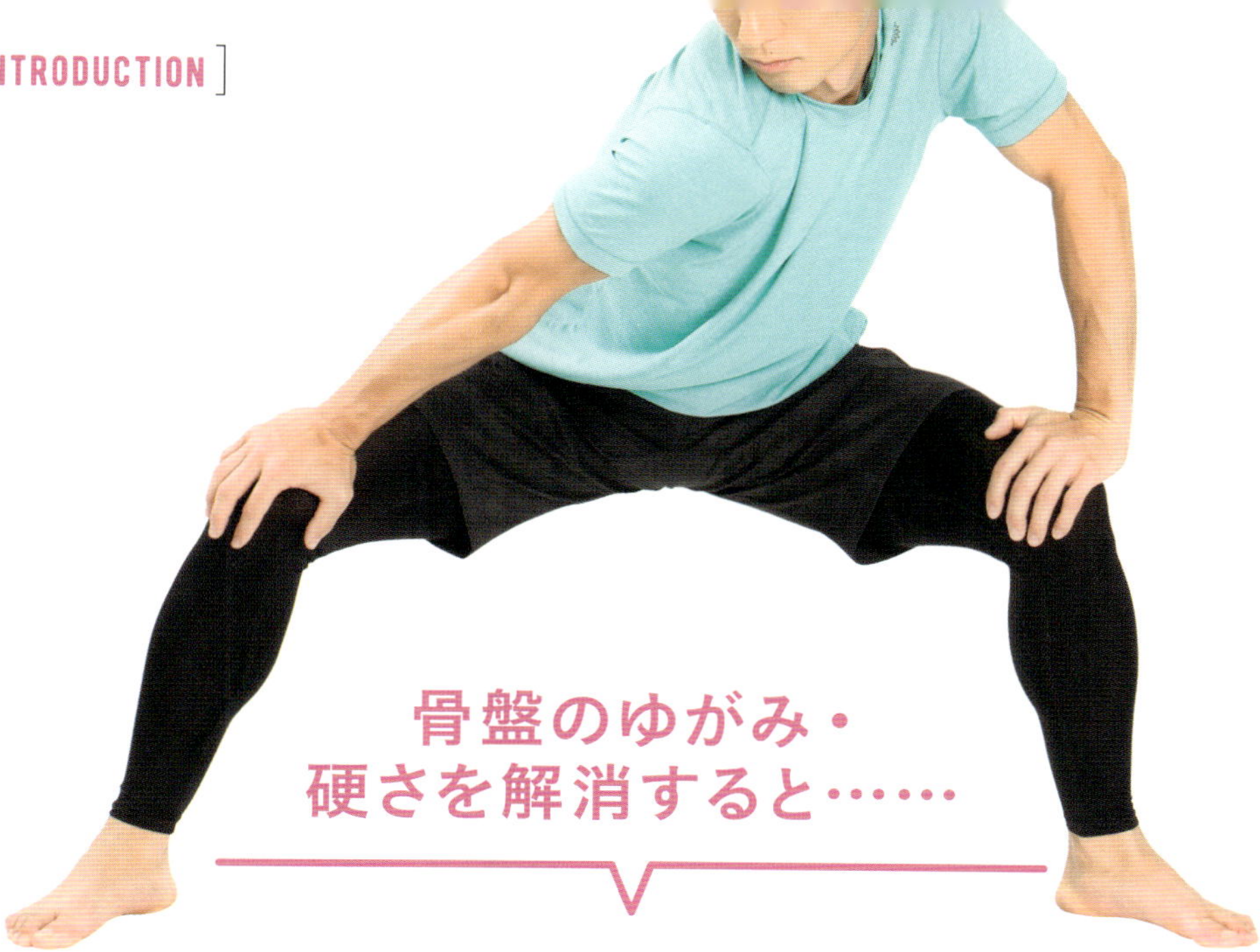

骨盤のゆがみ・硬さを解消すると……

日常生活	ビジネス	スポーツ
↓	↓	↓
腰痛・肩こりがスッキリ解消	集中力・効率がアップ	運動能力アップ・ケガ予防

骨に付着している筋肉や血管、神経が引っ張られたり圧迫されたりします。

そして、体に必要以上に負担がかかり、一部の筋肉が硬くなる、内臓を支えきれず内臓が下がる、体内に必要な栄養素やホルモン、神経伝達物質が滞る、老廃物が排出されないなど、さまざまな不具合が起こり、未病の症状が表れます。

その結果、寿命を縮めることになりかねないというわけです。

たった10秒！

骨盤リセット・ストレッチの体調・仕事・趣味への効果

弾力のあるしなやかな骨盤は、日常的なクセでゆがんでも、自然治癒力によって正しい形に戻ります。ところが、常に骨盤をゆがませるような悪い姿勢でいると、自然治癒力が弱まり、正しい形に戻らなくなります。とくに骨盤周りの関節や筋肉が硬いと、その傾向が顕著になります。そして、そのままにしておくと、ゆがみはどんどん大きくなり、前述したようにさまざまな体調不良を引き起こすのです。

そこで、おすすめしたいのが**自分で骨盤のゆがみを整える骨盤リセット・ストレッチです。骨盤リセット・ストレッチとは、骨盤を正しい形に修正するストレッチと軽い筋トレのことです。**やり方はいたって簡単。本書で紹介するストレッチと筋トレを、いつでもどこでも気づいたときに行うだけです。最初は10秒から始めましょう。体の硬い人は、10秒でも効果は得られます。慣れてきたら20～30秒と増やしていきます。大切なのは、その日のゆがみはなるべくその日のうちに修正することです。

骨盤リセット・ストレッチの効果

1 体調面では……

姿勢がよくなるため、筋肉の無駄な緊張がとれて疲れにくくなる。腰痛や肩こりなどの慢性的な痛みが和らぐ。内臓の働きが活発になり、体がスッキリする。生活習慣病が改善する。血流やリンパの流れがよくなり、免疫力がアップする。

2 仕事面では……

神経伝達がスムーズになるため、頭脳明晰になり集中力が増して仕事の効率がアップする。体調がよくなるので、営業で歩き回っても残業しても疲れにくい。背すじが伸びて生き生きとした印象に見えるため、若々しくさっそうと見える。

3 趣味面では……

疲れにくくなり、生活にメリハリがきいて、趣味にも集中できる。骨盤にゆがみがないと、体の重心がブレない、股関節の可動域が広がる、肩甲骨が柔軟に動くなど、スポーツに関するパフォーマンスがアップする。ケガや故障のリスクも減少する。

after …… **before**

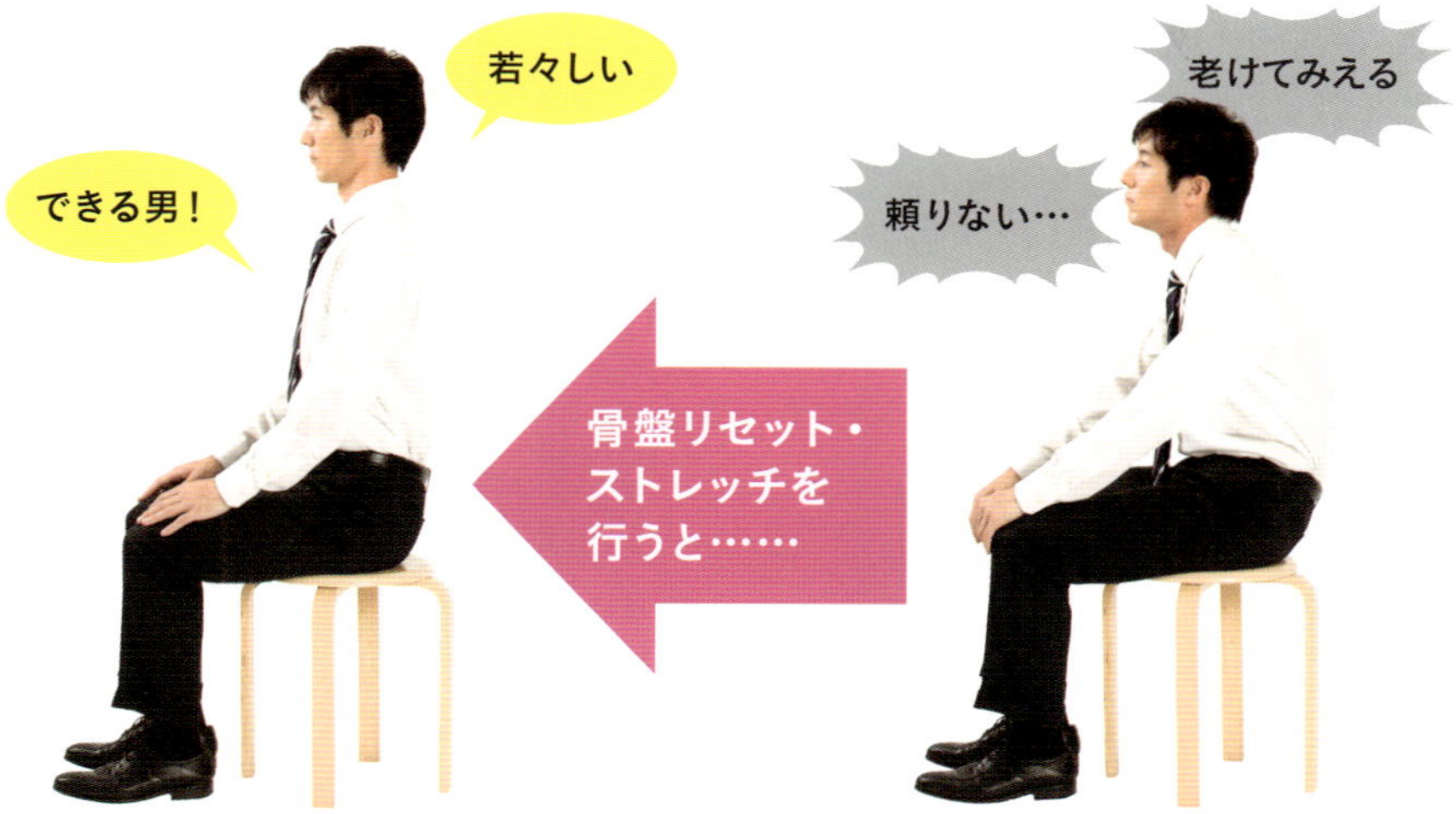

骨盤のゆがみを修正すると、そこにつながる背骨のゆがみも修正される。姿勢がよくなるとよい循環が生まれる

骨盤がゆがむと、そこにつながる背骨もゆがむ。ありがちなのが骨盤の後傾。骨盤が後傾すると猫背になりやすい

じつは、メタボ体型の原因も骨盤にあった!?

メタボリックシンドローム（内臓脂肪症候群）、通称メタボとは、内臓の周囲に脂肪がたまり（内臓脂肪型肥満）、それに加えて血圧・血中脂質・血糖のうち２つ以上の数値に異常が見られる状態のことです。厚生労働省のデータによれば、40～74歳では、男性の２人に１人、女性の５人に１人がメタボが強く疑われる者（該当者）または予備群であり、該当者数は約９６０万人、予備群者数は約９８０万人、あわせて約１９４０万人と推定されています（平成18年国民健康・栄養調査結果）。

メタボが男性に多いのは、男性ホルモンによって、内臓脂肪がつきやすいからです。男性ホルモンは筋肉を増やしますが、筋肉を動かすときのエネルギー源となるのが内臓脂肪なのです。

じつは、私は**メタボにも骨盤の硬さとゆがみが関係しているのではないか**と考えています。骨盤のゆがみにはさまざまなタイプがありますが、おなかがポッコリ出たメ

メタボリックシンドローム（内臓脂肪症候群）該当者・予備群の状況

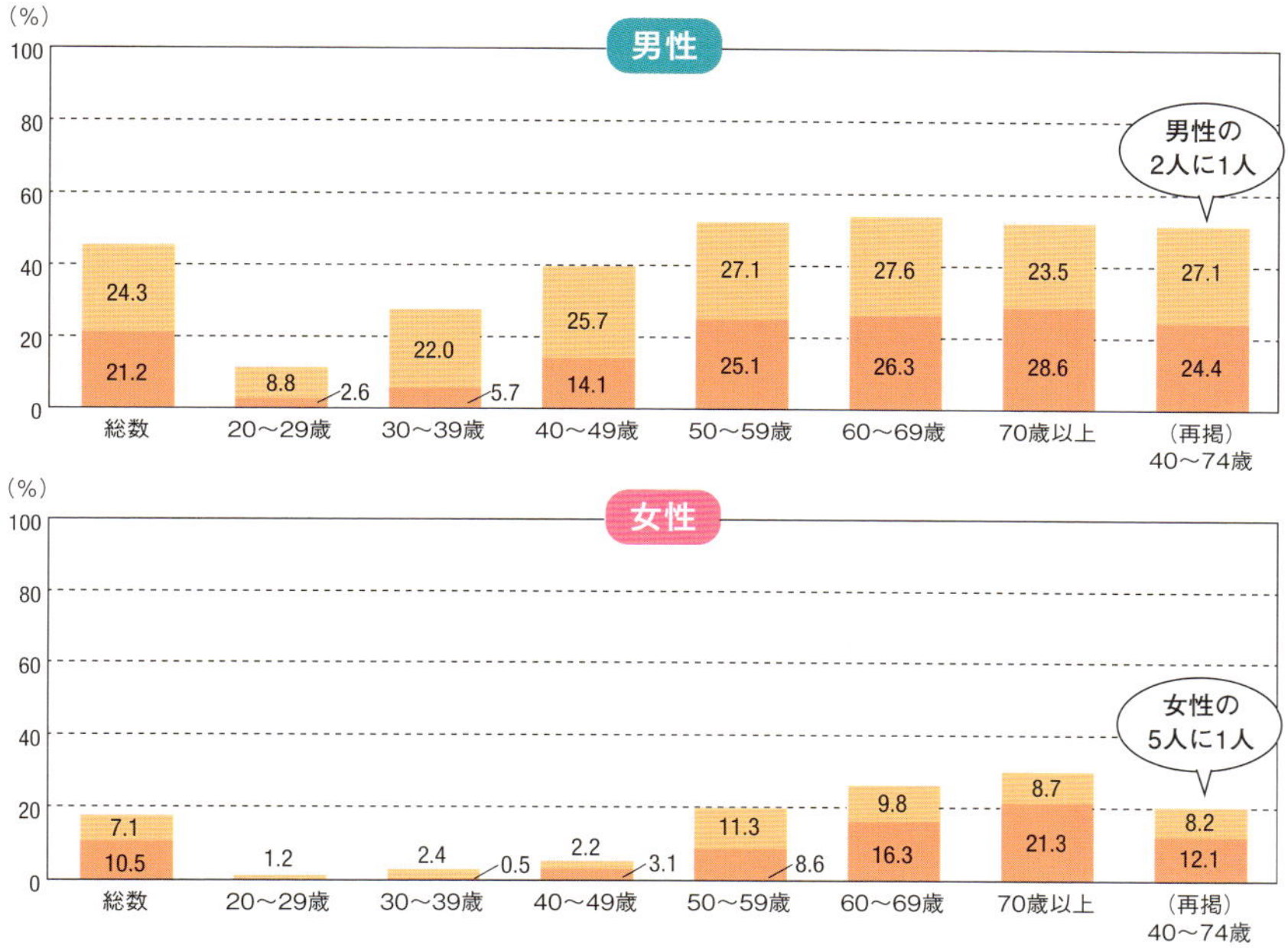

メタボリックシンドローム（内臓脂肪症候群）が強く疑われる者
腹囲が男性85cm以上、女性90cm以上で、3つの項目（血中脂質、血圧、血糖）のうち2つ以上の項目に該当する者

メタボリックシンドローム（内臓脂肪症候群）の予備群と考えられる者
腹囲が男性85cm以上、女性90cm以上で、3つの項目（血中脂質、血圧、血糖）のうち1つに該当する者

（厚生労働省　平成18年国民健康・栄養調査結果）

タボ体型の人は、骨盤が体の外側に向かって開いており、腰周りの筋肉が固まっておなかが出たり、肋骨が開いてそこに脂肪がつきやすくなったりしがちです。さらに、内臓の位置が下がって働きが悪くなるため、代謝が落ちて脂肪のつきやすい体になってしまうのです。最近おなか周りが太ってきたなと思ったら、骨盤のゆがみを疑ってみてください。

骨盤を整えれば、生活習慣病も改善する？

生活習慣病とは、日常生活において過食や運動不足、喫煙や過度な飲酒などを慢性的に行うことで発症する病気の総称です。日本人の三大死因に含まれるガン、心臓病をはじめ、脳卒中、糖尿病、高血圧、高脂血症、歯周病、痛風などさまざまな病気にかかわります。生活習慣病の患者数は、年々増加傾向にあるといわれています。生活習慣病の代表格といえば糖尿病ですが、厚生労働省のデータによれば、糖尿病有病者と糖尿病予備群は、いずれも約１０００万人と推計（平成28年国民健康・栄養調査結果）されています。また、高血圧性疾患の総患者数は１０１０万８０００人（平成26年患者調査）、高脂血症の総患者数は２０６万２０００人（平成26年患者調査）となっています。

今すぐ始められる改善策としては、食生活を見直して適度な運動を取り入れることですが、日々仕事に追われるビジネスパーソンには、なかなか実践できないというの

糖尿病・高血圧・高脂血症の患者数

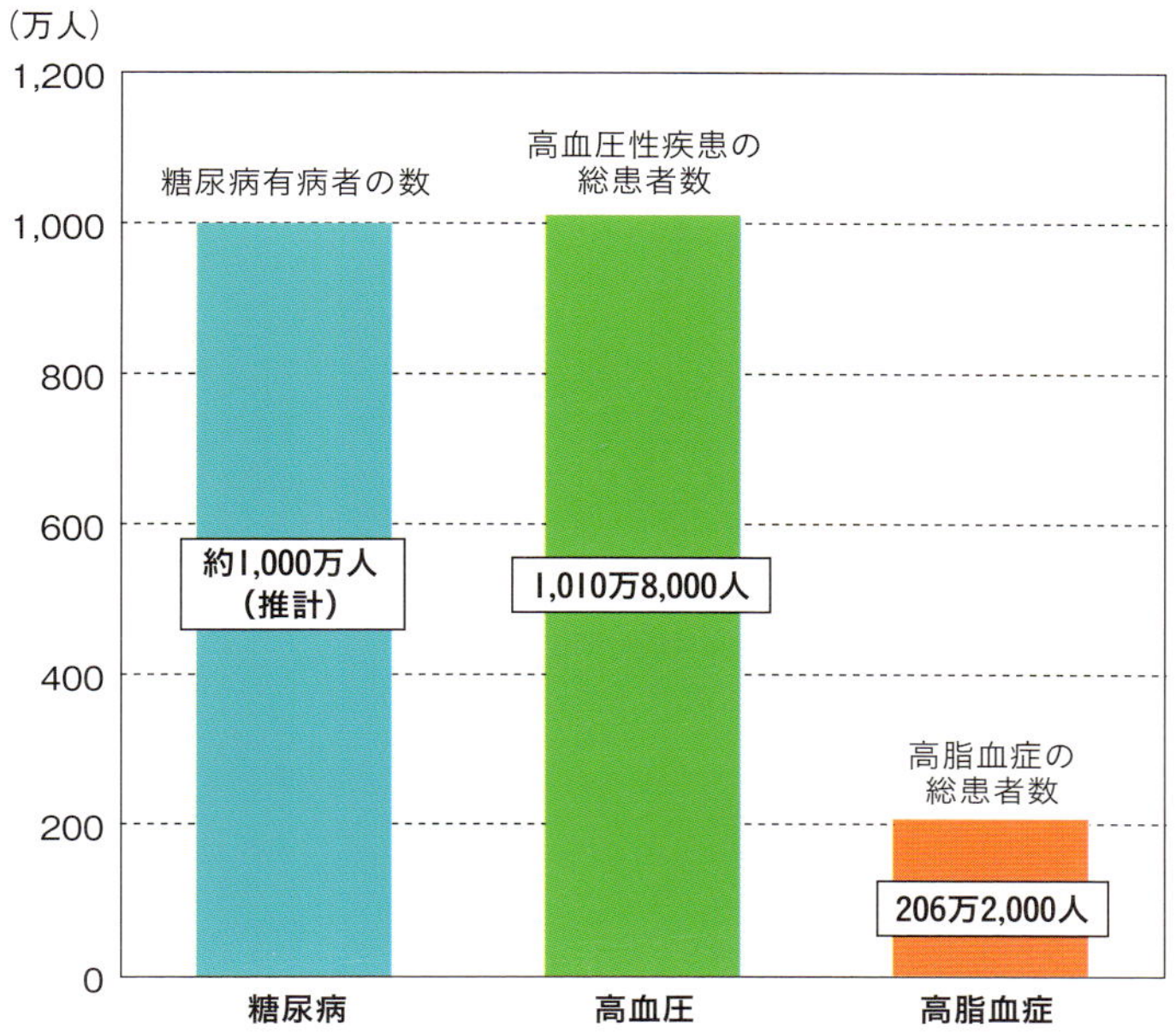

（糖尿病：厚生労働省 平成28年国民健康・栄養調査結果、高血圧：厚生労働省 平成26年患者調査、高脂血症：厚生労働省 平成26年患者調査）

が正直なところでしょう。そこで、ぜひ行ってみてほしいのが、骨盤のゆがみを整え骨盤周りの筋肉を柔軟にする骨盤リセット・ストレッチです。詳細は後述しますが、体の要である**骨盤のゆがみを整えると、圧迫されていた筋肉や血管、神経が開放され、妨げられていた血流やリンパの流れがよくなり、酸素や栄養、ホルモンなどが体にいきわたりやすくなります。**その結果、生活習慣病の改善につながるのです。

心身を健康にする！理想的な骨盤の3つの条件

理想的な骨盤の条件には、

①ゆがみがないこと
②適度に引き締まっていること
③しなやかで弾力があること

などが挙げられます。この状態を維持するためには、骨盤周りの関節や筋肉を柔軟にしておくことが大切です。

とくに男性の場合、ホルモンの関係で関節や筋肉が硬いという特徴があります。つまり、骨盤周りの関節や筋肉も硬くなりやすく、骨盤がゆがむとそのままの状態で固まってしまい、正常な状態に戻すことが難しくなるのです。さらに、筋トレを行っている場合は、ハードなトレーニングのみで鍛えすぎると筋肉が硬くなるので要注意。こまめにストレッチも行い、しなやかな関節と筋肉、骨盤を維持しましょう。

骨盤のゆがみのタイプはさまざま

TYPE E 骨盤の間が広がっている

➡P.42へ

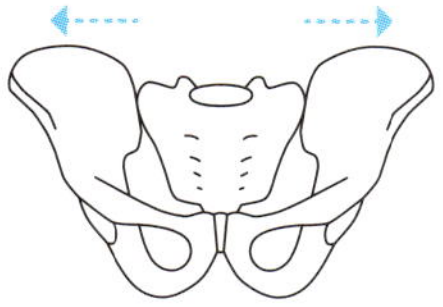

TYPE A 骨盤がねじれている

➡P.40へ

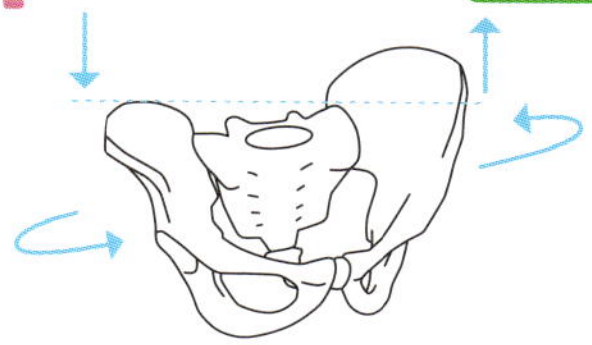

TYPE F 骨盤の間が狭まっている

➡P.43へ

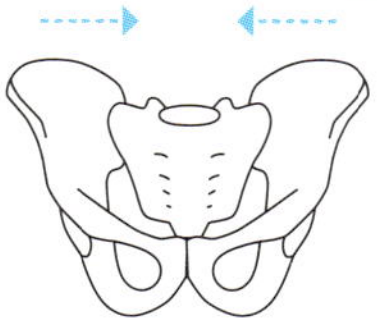

TYPE B 左右の骨盤の高さが違う

➡P.41へ

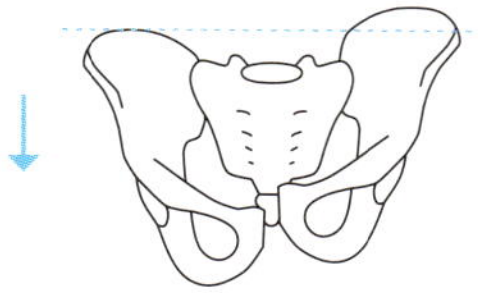

TYPE G 骨盤が左か右に向いている

➡P.43へ

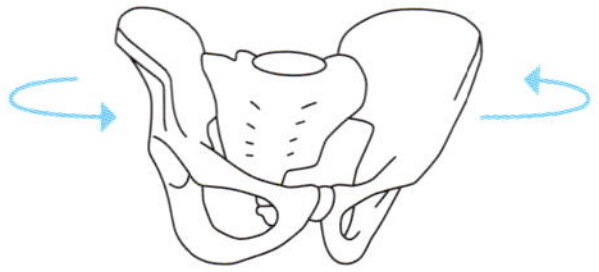

TYPE C 骨盤が前傾している

➡P.41へ

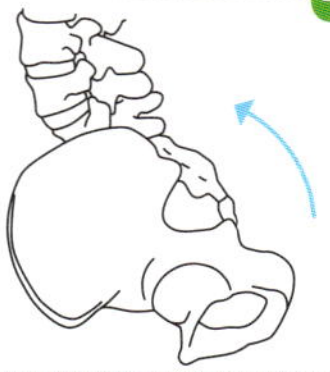

TYPE D 骨盤が後傾している

➡P.42へ

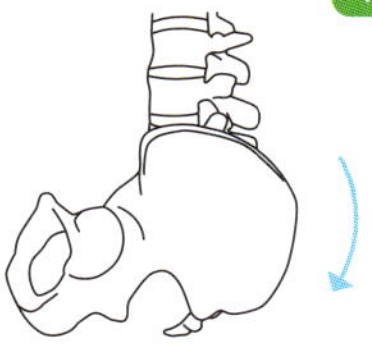

骨盤のリセットは、アスリートでなくても必須！

野球選手やサッカー選手をはじめ、テレビで見かけるトップアスリートのストレッチといえば、〝腰割〟とか〝肩入れ〟と呼ばれるものを思い浮かべるでしょう。

このストレッチには、骨盤とつながる股関節と肩甲骨を柔軟にし、骨盤を正しい位置に整える効果があります。まさに骨盤リセット・ストレッチのキモといえるストレッチです。

トップアスリートたちがなぜトップでいられるかというと、試合前後の体の準備とケアを怠らないからです。長年活躍し続けるイチロー選手が試

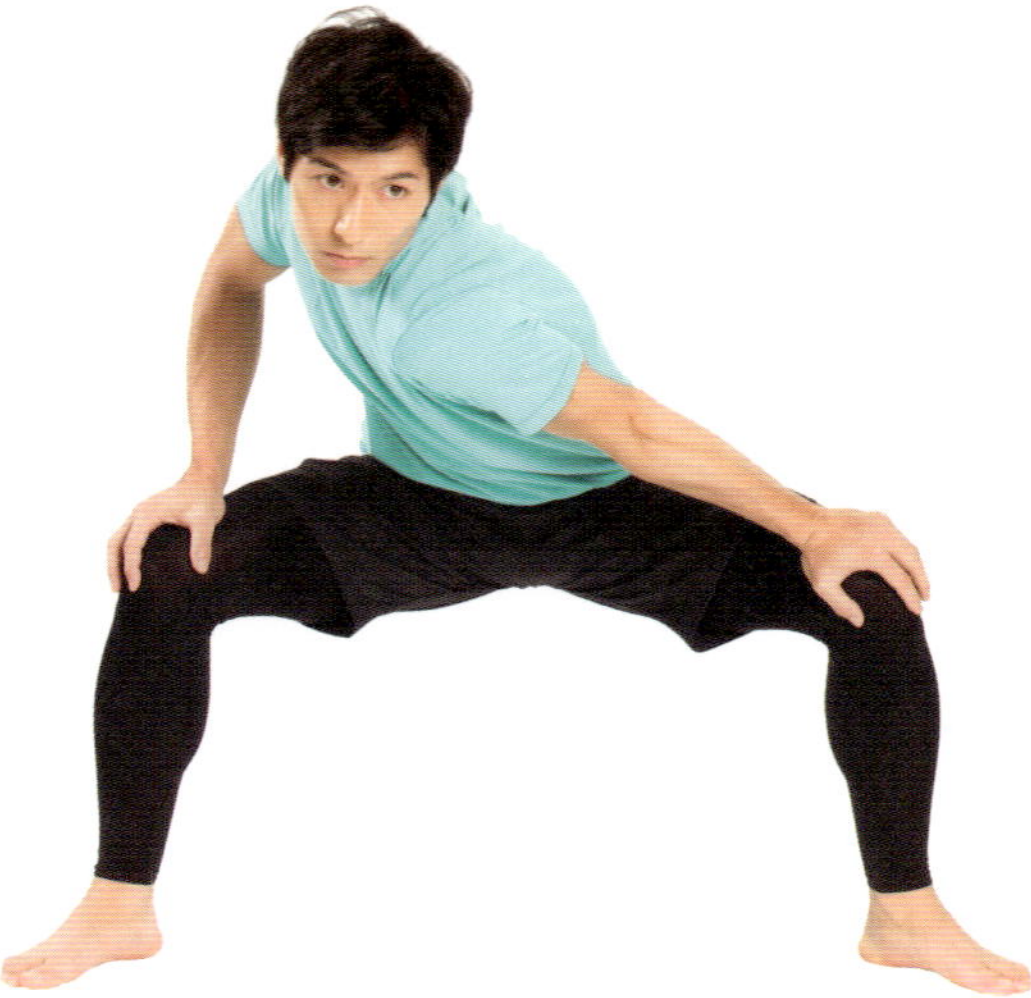

合の数時間前に球場入りし、念入りにストレッチをしているのはあまりにも有名な話。

フィールドは違えど、ビジネスパーソンも日々体を使って闘っています。一晩寝ても疲れがとれない、やる気が起きない、イライラする、夕方になると集中力がなくなる……。その原因は、骨盤がゆがんで硬くなっていることにあるかもしれません。まずは次ページで紹介するストレッチを行ってみてください。

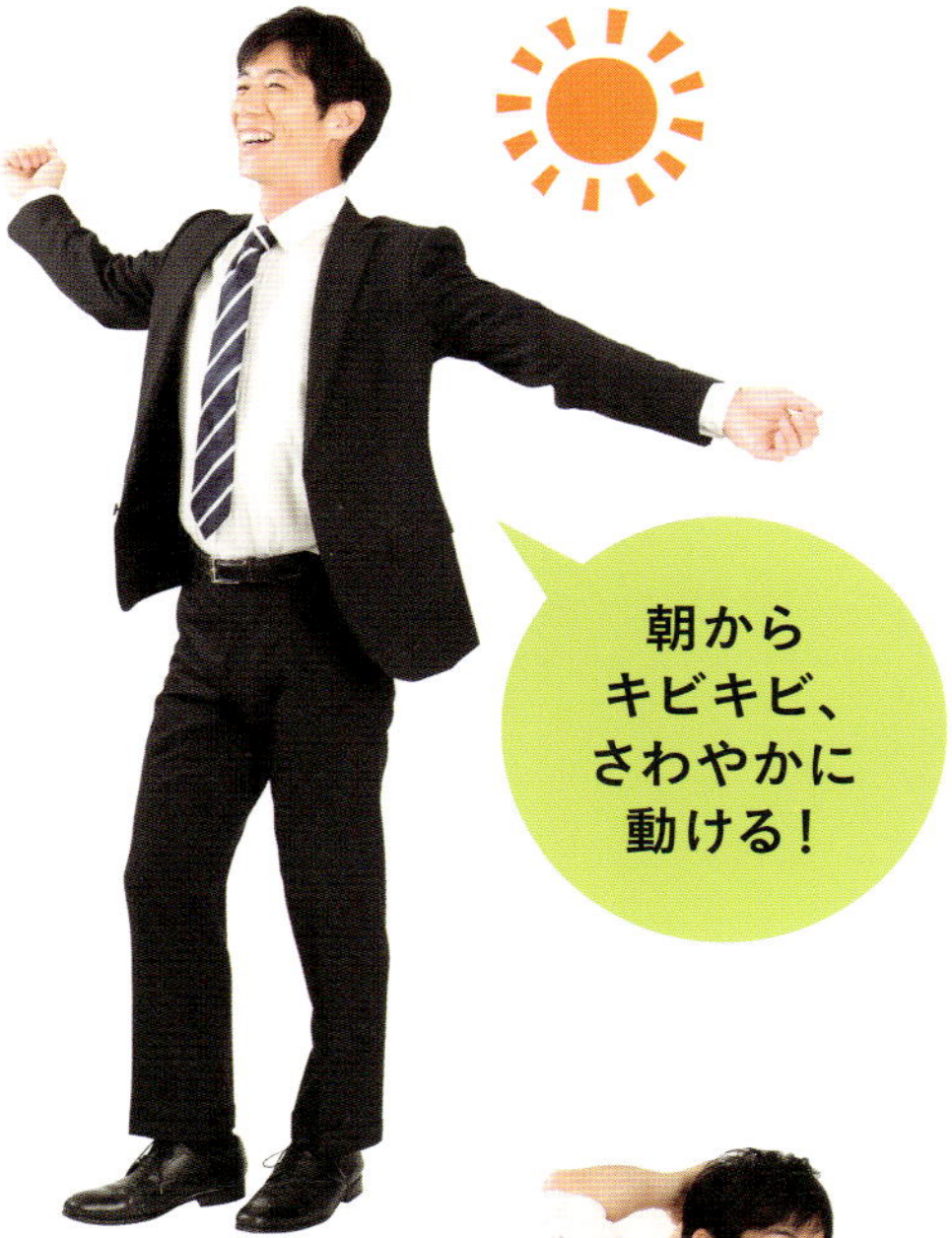
朝から
キビキビ、
さわやかに
動ける！

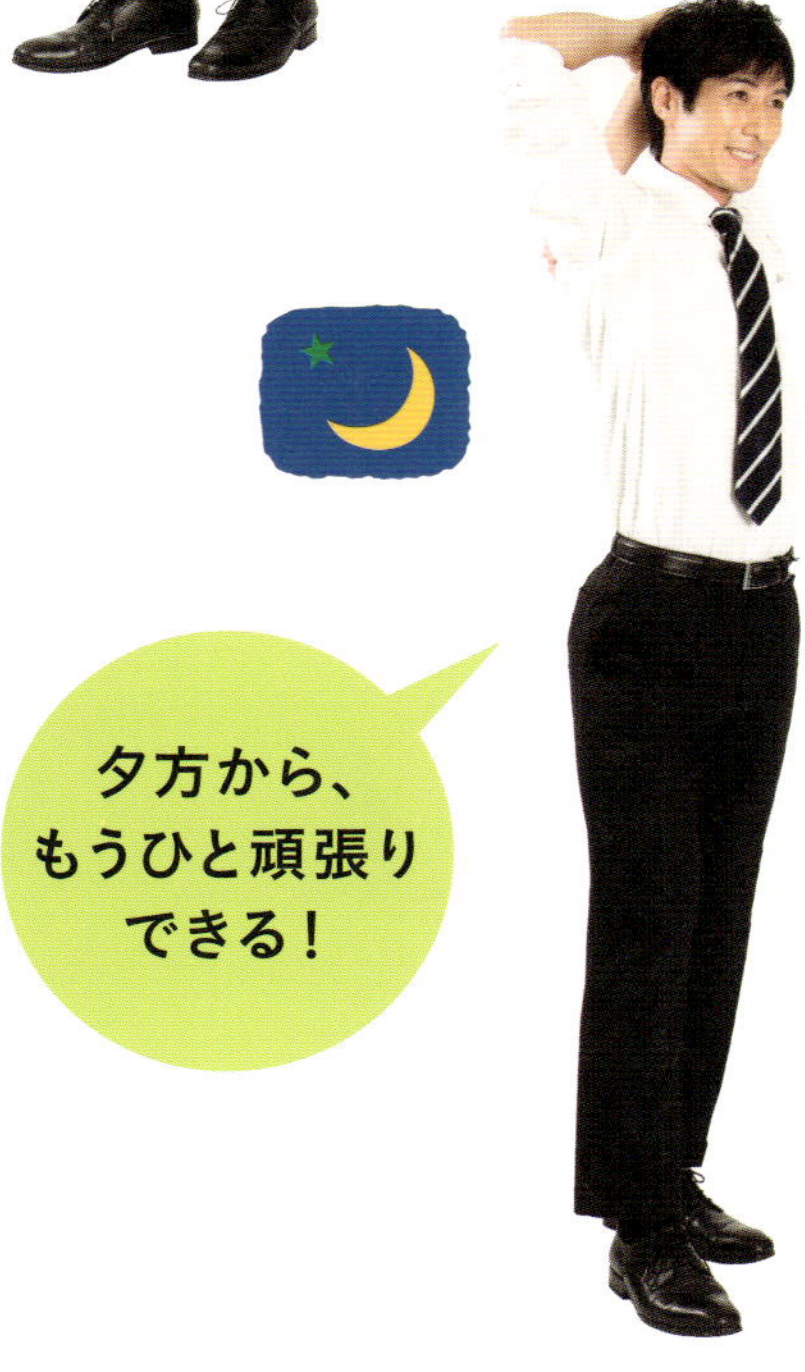
夕方から、
もうひと頑張り
できる！

まずはこれだけ 即効！

骨盤リセット・ストレッチ

股関節周りには重要な筋肉がたくさんあり、その筋肉を柔軟にしてバランスをよくすることで、骨盤が正しい位置に整います。さらに、肩を入れる動きによって、骨盤とつながる肩甲骨も柔軟にすることができます。

また、太ももやお尻、おなかなどの筋肉も刺激されるので、筋トレの効果も期待できる、全身に効くストレッチです。1日に30秒×2回。たったこれだけでも体は変わってきます。

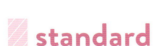

standard

30秒×2回

脚を肩幅の倍くらいに開き、つま先はやや外側に向けて背すじを伸ばして立つ。腰に手を置き、ゆっくりとお尻を下げていく

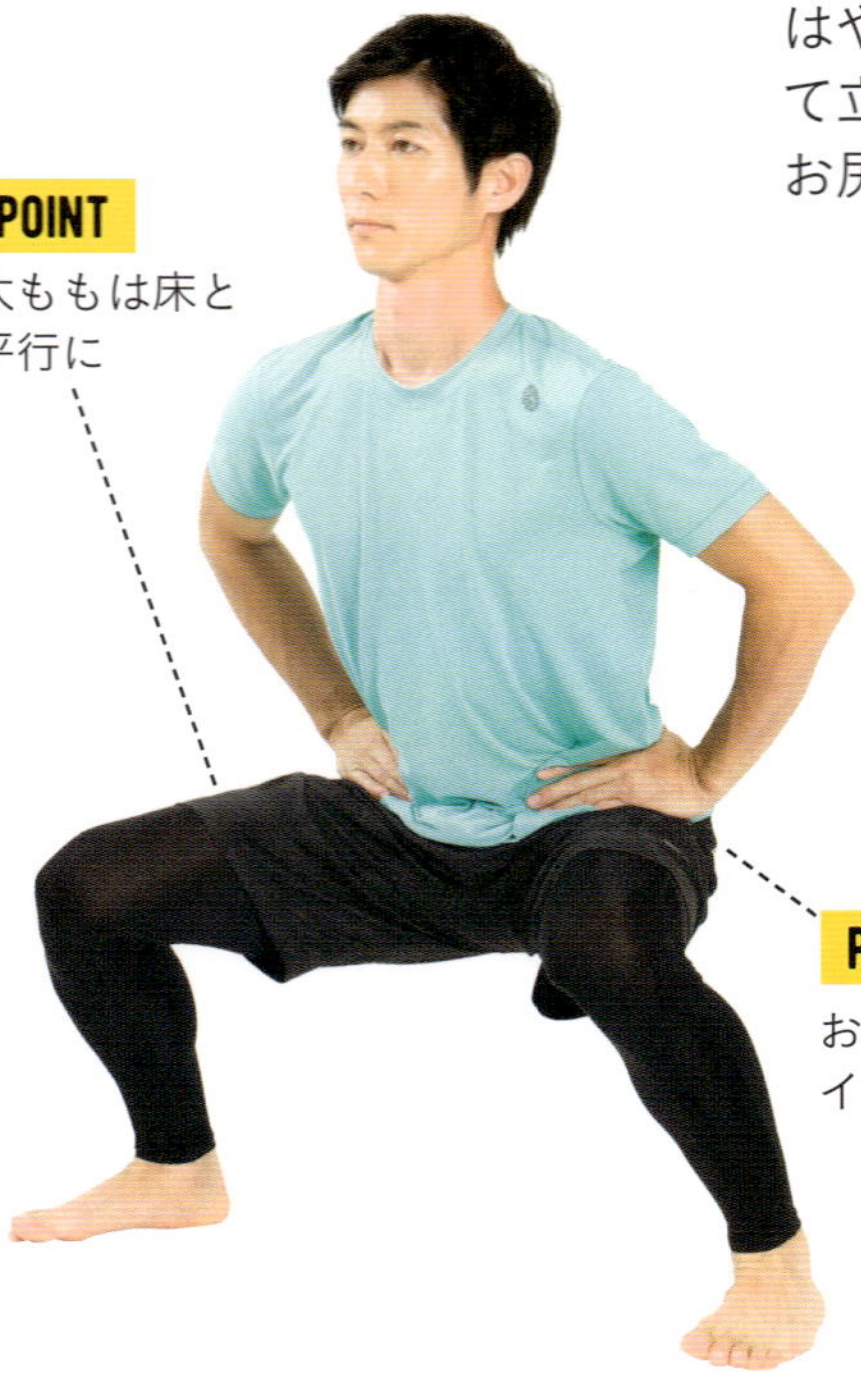

POINT
太ももは床と平行に

POINT
お尻を突き出すイメージ

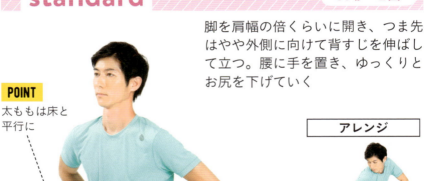

アレンジ

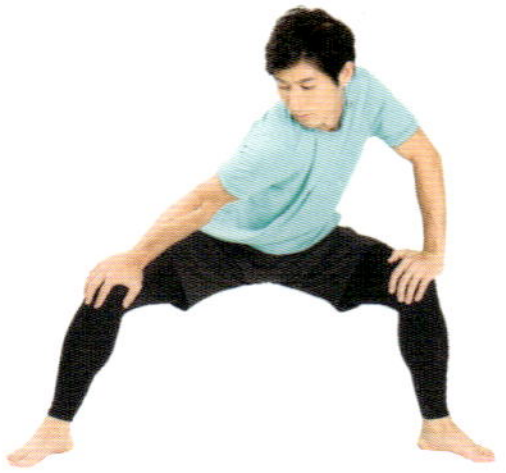

両手をひざに置いて、上体を左にゆっくりとひねり右斜め後ろを見る。自然に呼吸をしながら30秒静止する。反対側も同様に行う

hard

30秒×2回

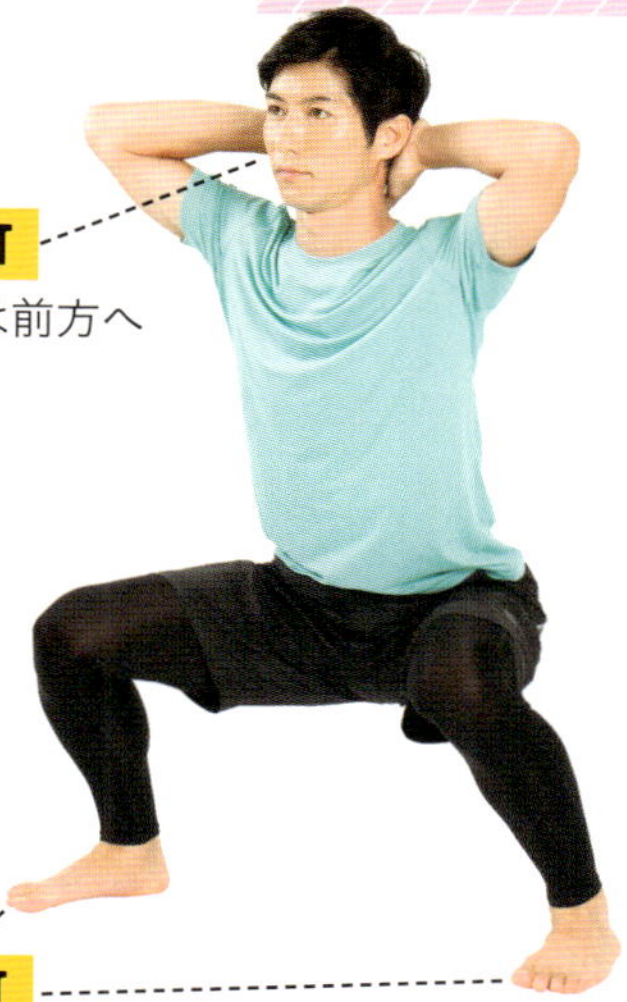

POINT
視線は前方へ

POINT
つま先とひざは同じ方向へ

脚を肩幅の倍くらいに開き、つま先はやや外側に向けて背すじを伸ばして立つ。頭の後ろで手を組み、ゆっくりとお尻を下げていく

アレンジ

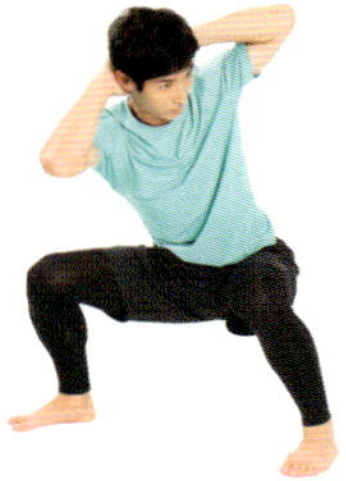

上体を左にゆっくりとひねる。自然に呼吸をしながら30秒静止する。反対側も同様に行う

easy

30秒×2回

1 脚を肩幅くらいに開き、つま先はやや外側に向けて背すじを伸ばして立つ。ひざに手を置き、ゆっくりとお尻を下げていく

2 上体を右にゆっくりとひねり左斜め後ろを見る。自然に呼吸をしながら30秒静止する。反対側も同様に行う

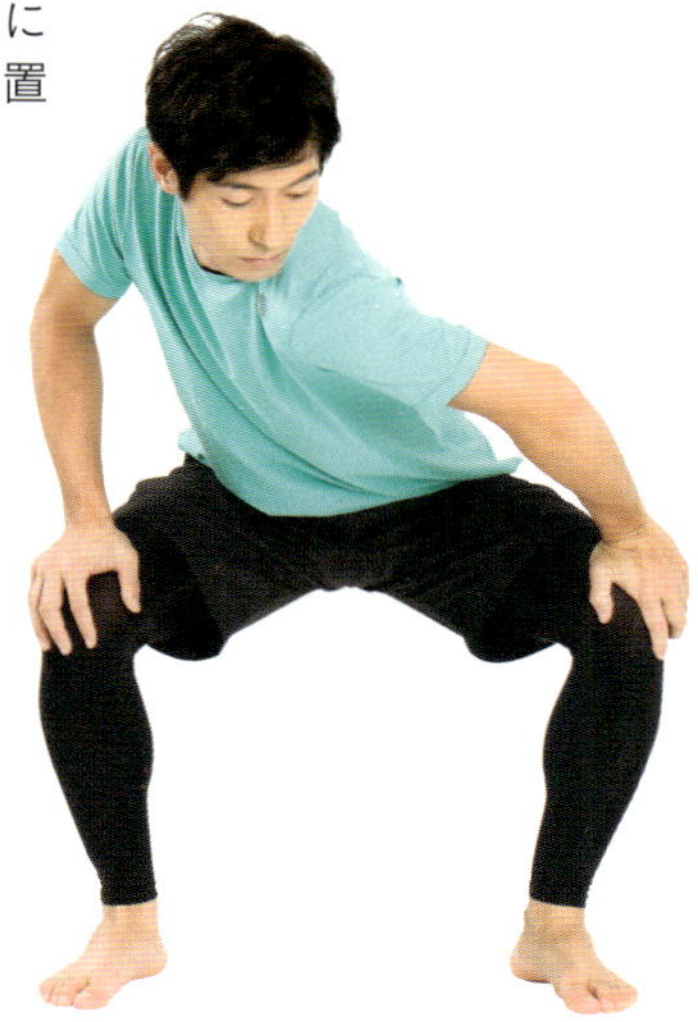

アレンジ

いすに座って脚を開く。上体を右にゆっくりとひねり自然に呼吸をしながら30秒静止する。反対側も同様に行う

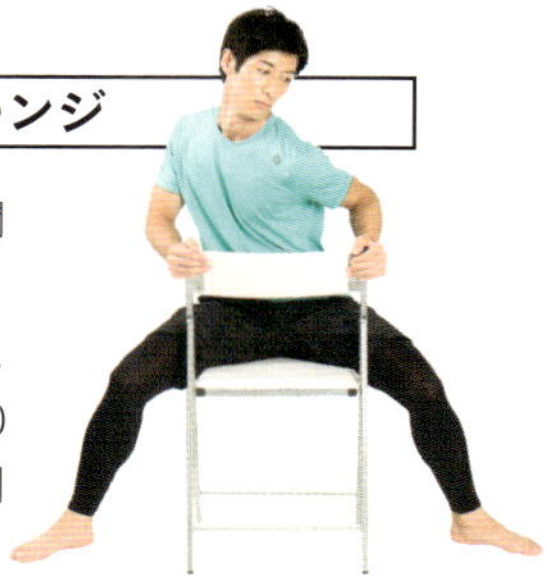

① まずはこれだけ 即効！ 骨盤リセット・ストレッチ

巻頭のイントロダクションのページでは、全身に効く万能ストレッチを掲載しています。

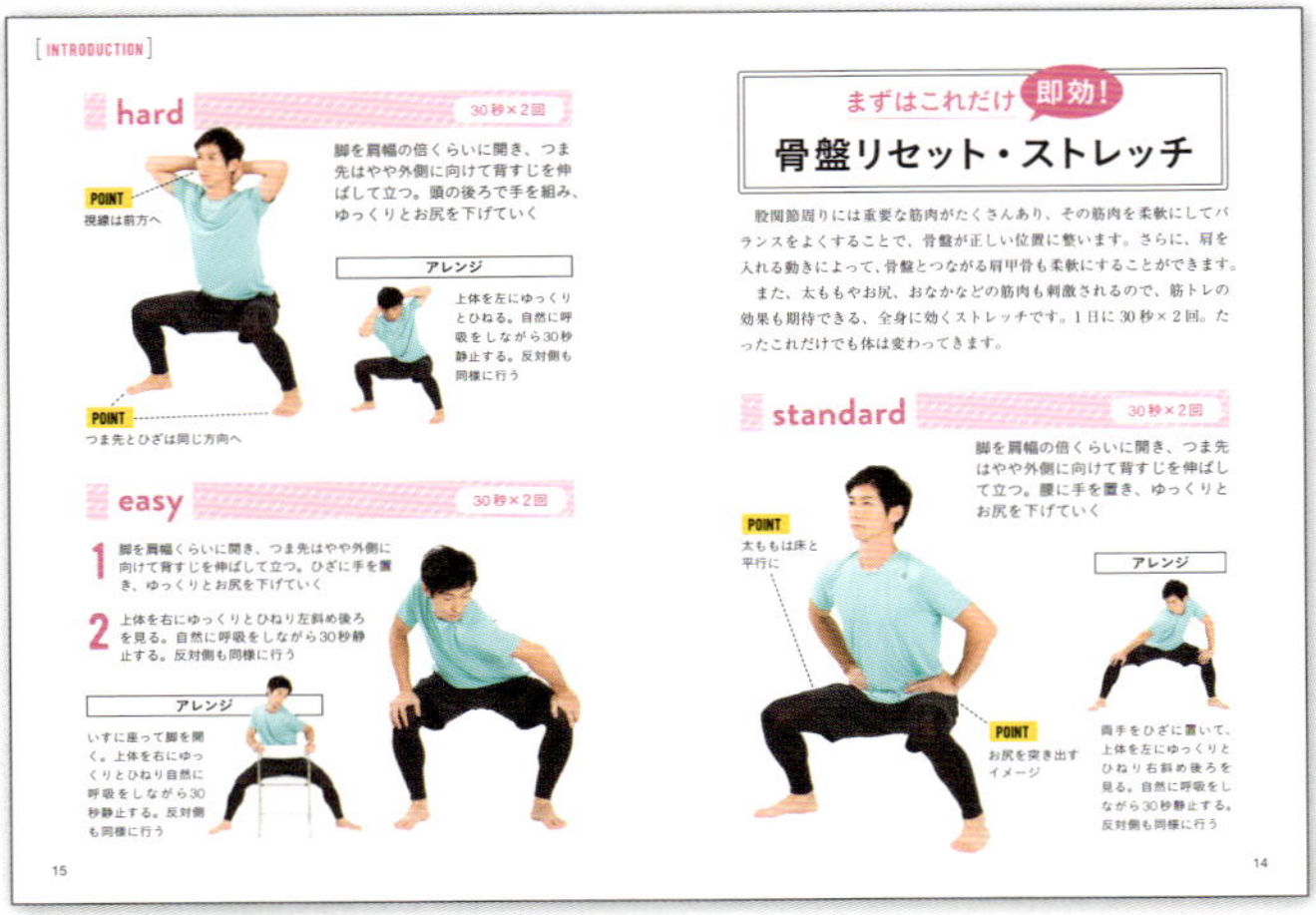
[INTRODUCTION]

まずはこれだけ 即効！

骨盤リセット・ストレッチ

股関節周りには重要な筋肉がたくさんあり、その筋肉を柔軟にしてバランスをよくすることで、骨盤が正しい位置に整います。さらに、肩を入れる動きによって、骨盤とつながる肩甲骨も柔軟にすることができます。

また、太ももやお尻、おなかなどの筋肉も刺激されるので、筋トレの効果も期待できる、全身に効くストレッチです。1日に30秒×2回。たったこれだけでも体は変わってきます。

standard 30秒×2回

脚を肩幅の倍くらいに開き、つま先はやや外側に向けて背すじを伸ばして立つ。腰に手を置き、ゆっくりとお尻を下げていく

POINT 太ももは床と平行に

POINT お尻を突き出すイメージ

アレンジ 両手をひざに置いて、上体を左にゆっくりとひねり右斜め後ろを見る。自然に呼吸をしながら30秒静止する。反対側も同様に行う

hard 30秒×2回

脚を肩幅の倍くらいに開き、つま先はやや外側に向けて背すじを伸ばして立つ。頭の後ろで手を組み、ゆっくりとお尻を下げていく

POINT 視線は前方へ

POINT つま先とひざは同じ方向へ

アレンジ 上体を左にゆっくりとひねる。自然に呼吸をしながら30秒静止する。反対側も同様に行う

easy 30秒×2回

1 脚を肩幅くらいに開き、つま先はやや外側に向けて背すじを伸ばして立つ。ひざに手を置き、ゆっくりとお尻を下げていく

2 上体を右にゆっくりとひねり左斜め後ろを見る。自然に呼吸をしながら30秒静止する。反対側も同様に行う

アレンジ いすに座って脚を開く。上体を右にゆっくりとひねり自然に呼吸をしながら30秒静止する。反対側も同様に行う

15 14

本書のポイント

骨盤周りを整えるストレッチやトレーニングを紹介！

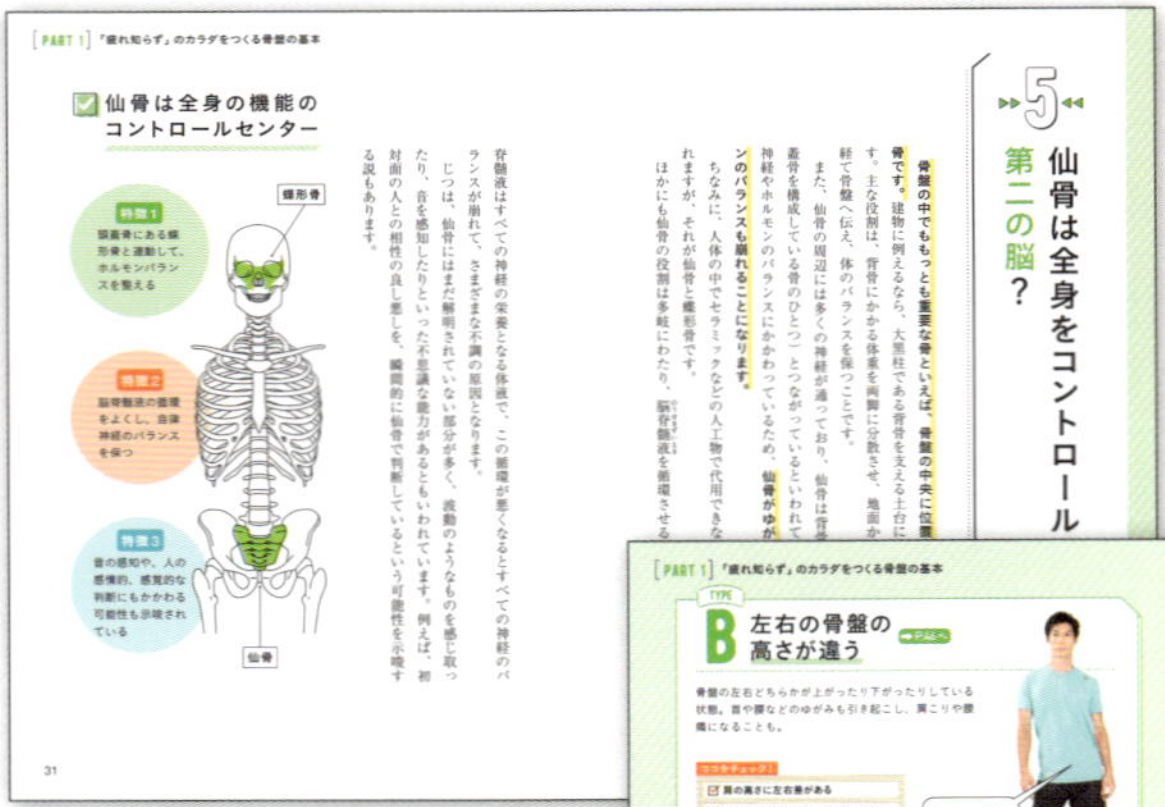
[PART 1] 「疲れ知らず」のカラダをつくる骨盤の基本

5 仙骨は全身をコントロール… 第二の脳？

骨盤の中でももっとも重要な骨といえば、骨盤の中央に位置…骨です。建物に例えるなら、大黒柱である背骨を支える土台に…す。主な役割は、背骨にかかる体重を両側に分散させ、地面か…経て骨盤へ伝え、体のバランスを保つことです。

また、仙骨の周辺には多くの神経が通っており、仙骨は骨…蓋骨を構成している骨のひとつ」とつながっているといわれて…神経やホルモンのバランスにかかわっているため、仙骨がゆが…ンのバランスも崩れることになります。

ちなみに、人体の中でセラミックなどの人工物で代用できな…れますが、それが仙骨と蝶形骨です。

ほかにも仙骨の役割は多岐にわたり、脳脊髄液を循環させる…

脊髄液はすべての神経の栄養となる体液で、この循環が悪くなるとすべての神経のバランスが崩れて、さまざまな不調の原因となります。

じつは、仙骨にはまだ解明されていない部分が多く、波動のようなものを感じ取ったり、音を感知したりといった不思議な能力があるともいわれています。例えば、初対面の人との相性の良し悪しを、瞬間的に仙骨で判断しているという可能性を示唆する説もあります。

仙骨は全身の機能のコントロールセンター

31

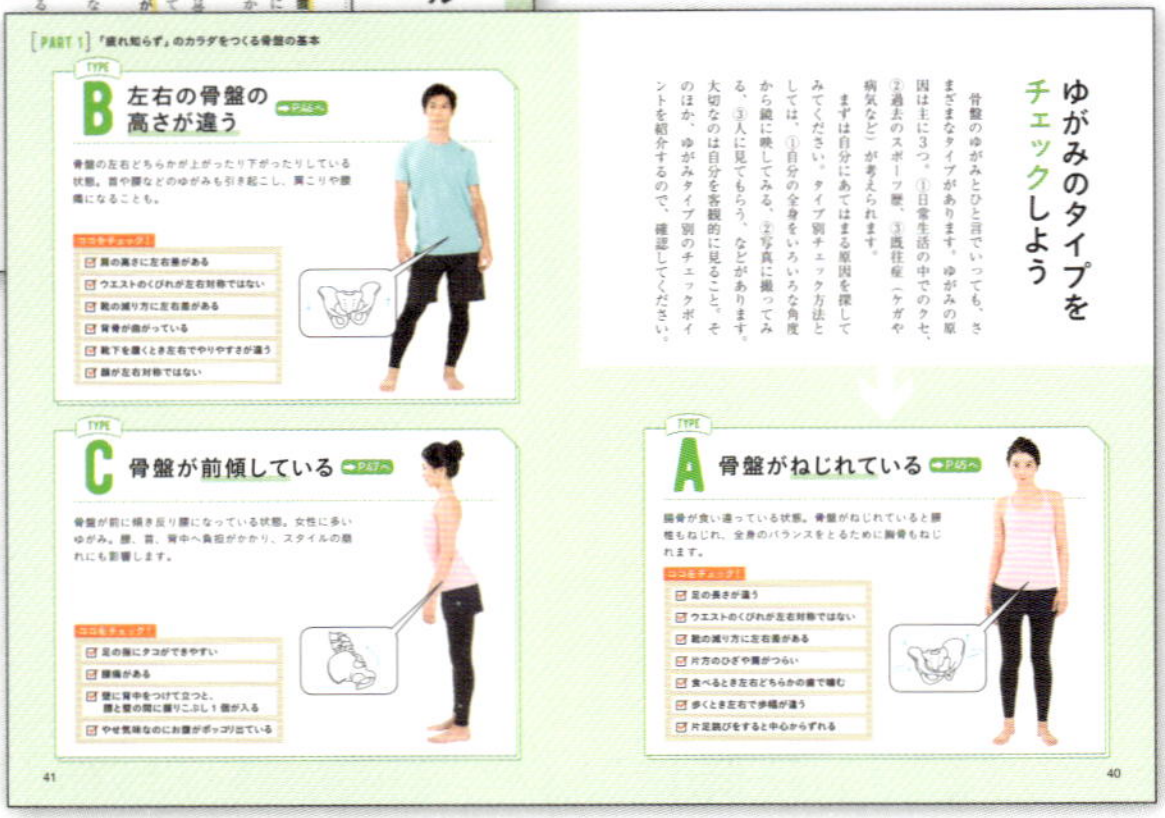
[PART 1] 「疲れ知らず」のカラダをつくる骨盤の基本

ゆがみのタイプをチェックしよう

骨盤のゆがみとひと言でいっても、さまざまなタイプがあります。ゆがみの原因は主に3つ。①日常生活の中でのクセ、②過去のスポーツ歴、③既往症・ケガや病気などが考えられます。

まずは自分にあてはまる原因を探してみてください。タイプ別チェック方法としては、①自分の全身をいろいろな角度から鏡に映してみる、②写真に撮ってみる、③人に見てもらう、などがあります。大切なのは自分を客観的に見ること。そのほか、ゆがみタイプ別のチェックポイントを紹介するので、確認してください。

TYPE A 骨盤がねじれている ➡P.45へ

腸骨が食い違っている状態。骨盤がねじれていると腰椎もねじれ、全身のバランスをとるために胸骨もねじれます。

ココをチェック！
- 足の長さが違う
- ウエストのくびれが左右対称ではない
- 靴の減り方に左右差がある
- 片方のひざや腰がつらい
- 食べるとき左右どちらかの歯で噛む
- 歩くとき左右で歩幅が違う
- 片足跳びをすると中心からずれる

TYPE B 左右の骨盤の高さが違う ➡P.46へ

骨盤の左右どちらかが上がったり下がったりしている状態。首や腰などのゆがみも引き起こし、肩こりや腰痛になることも。

ココをチェック！
- 肩の高さに左右差がある
- ウエストのくびれが左右対称ではない
- 靴の減り方に左右差がある
- 背骨が曲がっている
- 靴下を履くとき左右でやりやすさが違う
- 膝が左右対称ではない

TYPE C 骨盤が前傾している ➡P.47へ

骨盤が前に傾き反り腰になっている状態。女性に多いゆがみ。腰、首、背中へ負担がかかり、スタイルの崩れにも影響します。

ココをチェック！
- 足の指にタコができやすい
- 腰痛がある
- 壁に背中をつけて立つと、腰と壁の間に握りこぶし1個が入る
- やせ気味なのにお腹がポッコリ出ている

41 40

② 骨盤のしくみと骨盤のゆがみのタイプを解説

PART1“「疲れ知らず」のカラダをつくる骨盤の基本”では、骨盤周りのしくみを解説。骨盤のゆがみのタイプやタイプ別トレーニングも紹介しています。

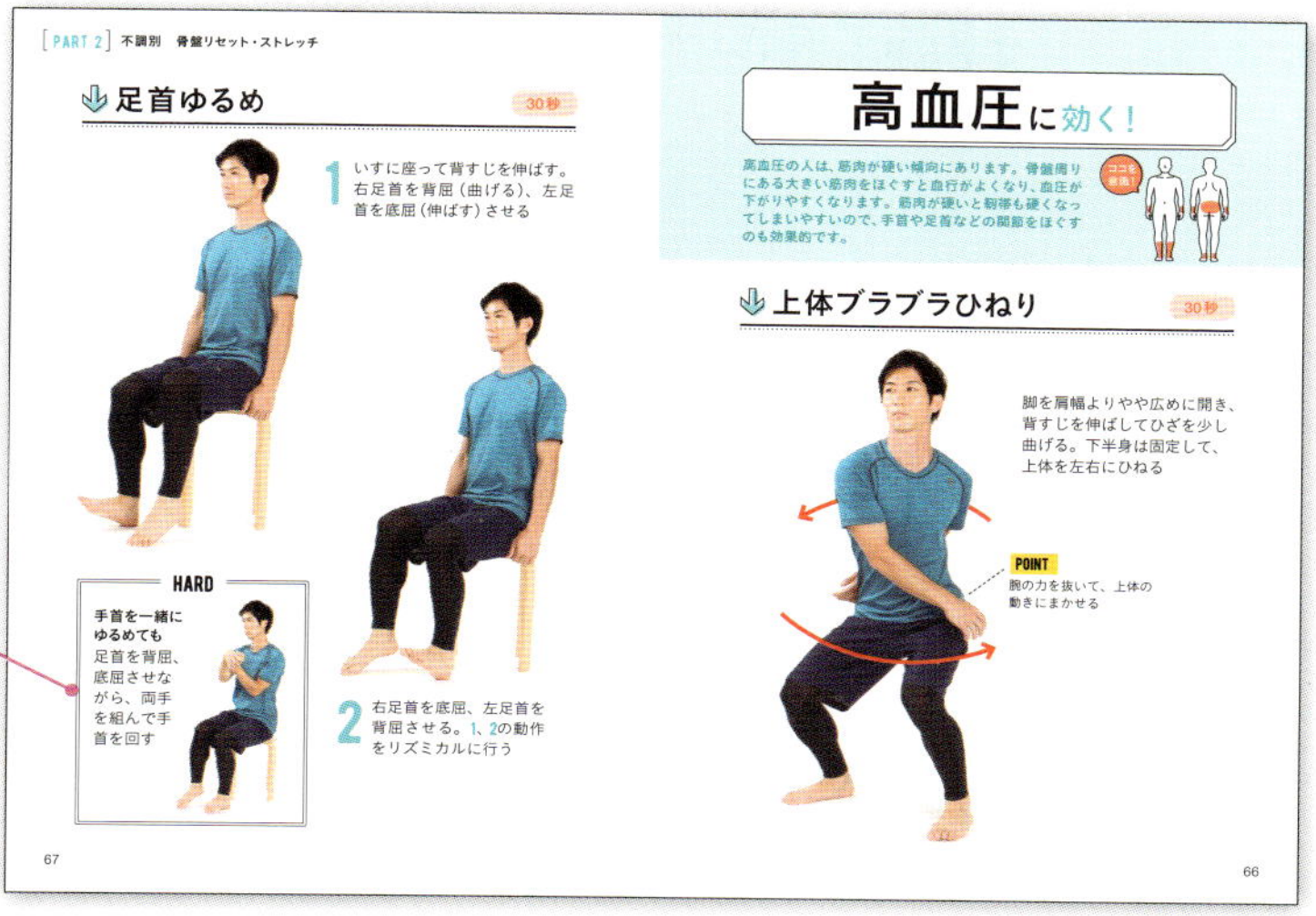

よりハードなものも紹介しているので、物足りない人はチャレンジしてください。

③

さまざまな不調に効くストレッチを紹介

PART2“不調別 骨盤リセット・ストレッチ”では、腰痛、肩こり、頭痛など、日々の不調を改善するストレッチと筋トレを紹介しています。

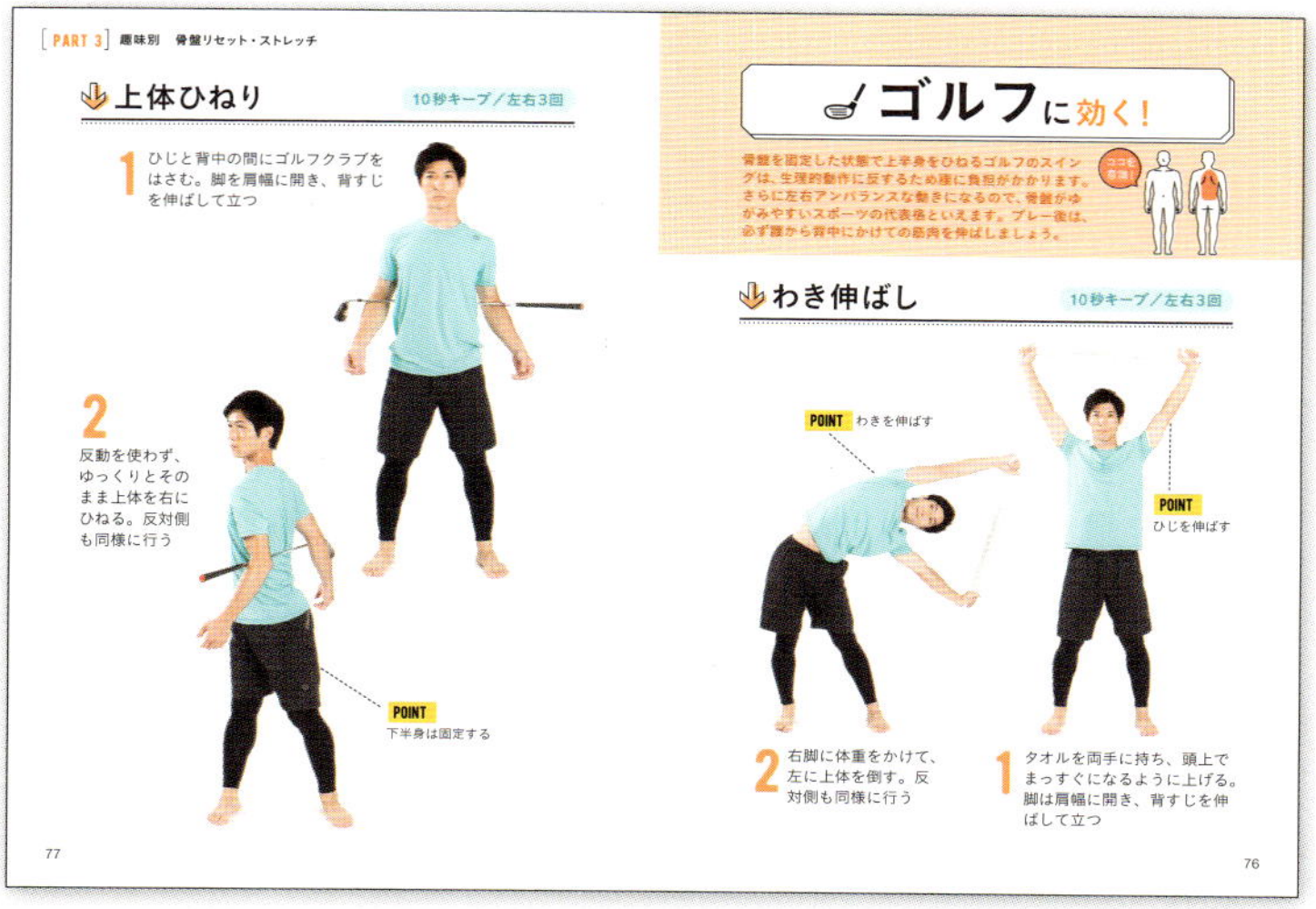
[PART 3] 趣味別　骨盤リセット・ストレッチ
上体ひねり
10秒キープ／左右3回
1 ひじと背中の間にゴルフクラブをはさむ。脚を肩幅に開き、背すじを伸ばして立つ
2 反動を使わず、ゆっくりとそのまま上体を右にひねる。反対側も同様に行う
POINT
下半身は固定する
77
ゴルフに効く！
骨盤を固定した状態で上半身をひねるゴルフのスイングは、生理的動作に反するため腰に負担がかかります。さらに左右アンバランスな動きになるので、骨盤がゆがみやすいスポーツの代表格といえます。プレー後は、必ず腰から背中にかけての筋肉を伸ばしましょう。
わき伸ばし
10秒キープ／左右3回
POINT わきを伸ばす
POINT
ひじを伸ばす
2 右脚に体重をかけて、左に上体を倒す。反対側も同様に行う
1 タオルを両手に持ち、頭上でまっすぐになるように上げる。脚は肩幅に開き、背すじを伸ばして立つ
76

④

さまざまな趣味に効くストレッチを紹介

PART3“趣味別 骨盤リセット・ストレッチ”では、ゴルフ、ジョギング、テニスなど、スポーツのパフォーマンスを上げるストレッチと筋トレを紹介しています。

CONTENTS

INTRODUCTION

PART 1
「疲れ知らず」のカラダをつくる骨盤の基本

PART 2
不調別 骨盤リセット・ストレッチ

PART 3

趣味別 骨盤リセット・ストレッチ

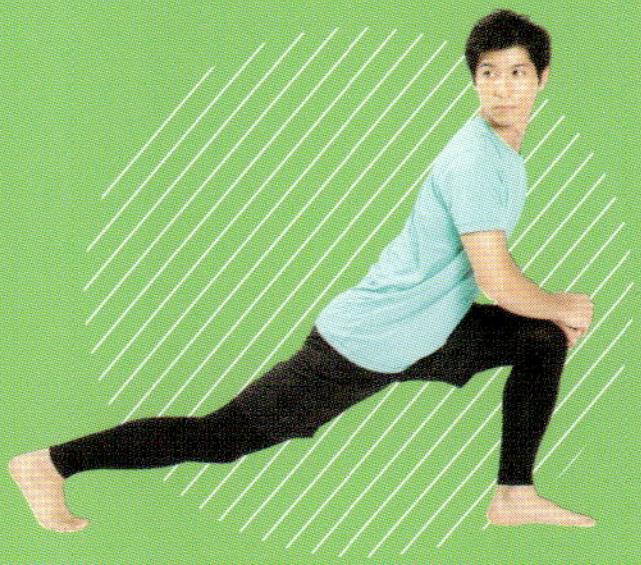

[PART 1]

「疲れ知らず」のカラダをつくる骨盤の基本

骨盤のしくみはどうなっているのか、なぜ骨盤が整っていると体調がよくなるのか、骨盤のゆがみにはどんなタイプがあるのか、ゆがみを解消するにはどんなストレッチをするとよいのか、など骨盤の基本を解説します。

1

「硬い骨盤」「ゆがんだ骨盤」が体の不調を呼ぶ！

日本人の国民病ともいわれる肩こり、そして腰痛。さらに頭痛、疲れ目、不眠など、現代人の多くが体のどこかに不調を抱えています。とくに腰痛と肩こりは、厚生労働省の「平成28年 国民生活基礎調査」によれば、日本人が自覚している症状の男女1位、2位となっています。「年だからしかたがない……」と、諦めないでください。その体の不調は、骨盤のゆがみが原因かもしれません。

骨盤は、上半身と下半身をつなぐ体の中心であり要です。人間が二足歩行できるのは、重い上半身を骨盤が支えているためです。骨盤は、日常生活の動作のクセやスポーツなどでゆがむことがありますが、本来は自然治癒力によって正しい形に戻ります。ところが、日頃から猫背、脚を組んで座る、どちらかの脚に体重をかけて立つなど、骨盤がゆがむ姿勢をとり続けていると、自然治癒力が弱まりゆがんだままの状態になってしまいます。そして、骨盤がゆがむと背骨もゆがみ、その周りの筋肉が不自然に

その不調の原因は、骨盤にあるかもしれない

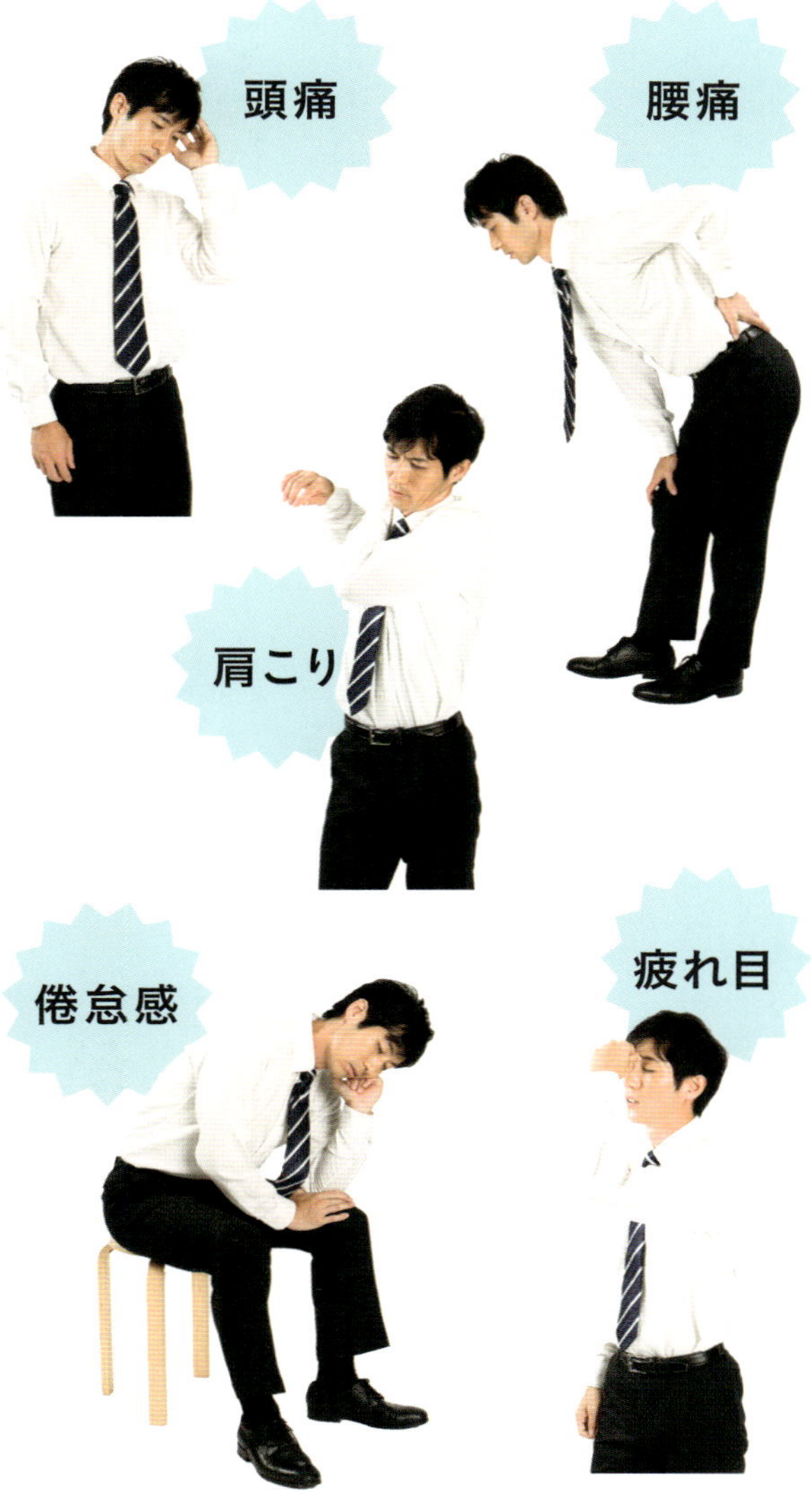

引っ張られて体のバランスが崩れ、体のあちこちに不具合が生じるのです。

とくに**男性は、筋肉や骨を柔軟にする女性ホルモンが少ないため、骨盤周りの関節が硬く、骨盤を覆う筋肉量も多く硬いのが特徴です。**したがって、骨盤が一度ゆがむと元に戻りにくくなります。また、骨盤周りが硬いと血流やリンパの流れも悪くなりやすく、さらなる不調を呼ぶ可能性も高まります。

2

骨盤がゆがむと顔も体もゆがむ？

左右対称に近い顔は、人に好印象を与えるといわれています。恋愛だけでなく、ビジネスの場においても、無視できない要素です。しかし、眉毛、目、鼻、唇の口角、耳の位置が、顔の左右でずれている人、つまり顔がゆがんでしまっている人は意外と少なくありません。**じつはこの顔のゆがみも、骨盤のゆがみが関連しています。**骨盤のゆがみは背骨をゆがませ、その先につながる頭蓋骨にも影響を及ぼします。

頭蓋骨は、22個の骨がパズルのように複雑に組み合わさっており（舌骨を入れると23個）、下顎骨（下アゴ）を除く21個の骨は、縫合という関節でつながっています。体の要である**骨盤がゆがむと背骨がゆがみ、さらにバランスをとろうとして頭蓋骨の縫合がずれて顔がゆがむのです。**また、顔のゆがみ（頭蓋骨のゆがみ）は見た目の問題だけではなく、頭を支える首の骨（頸椎）のゆがみも併発させます。頸椎周辺には細かい神経が集中しており、ここがゆがむと頭痛や首こりなどの体調不良だけでなく、

骨盤と全身の骨格は連動している！

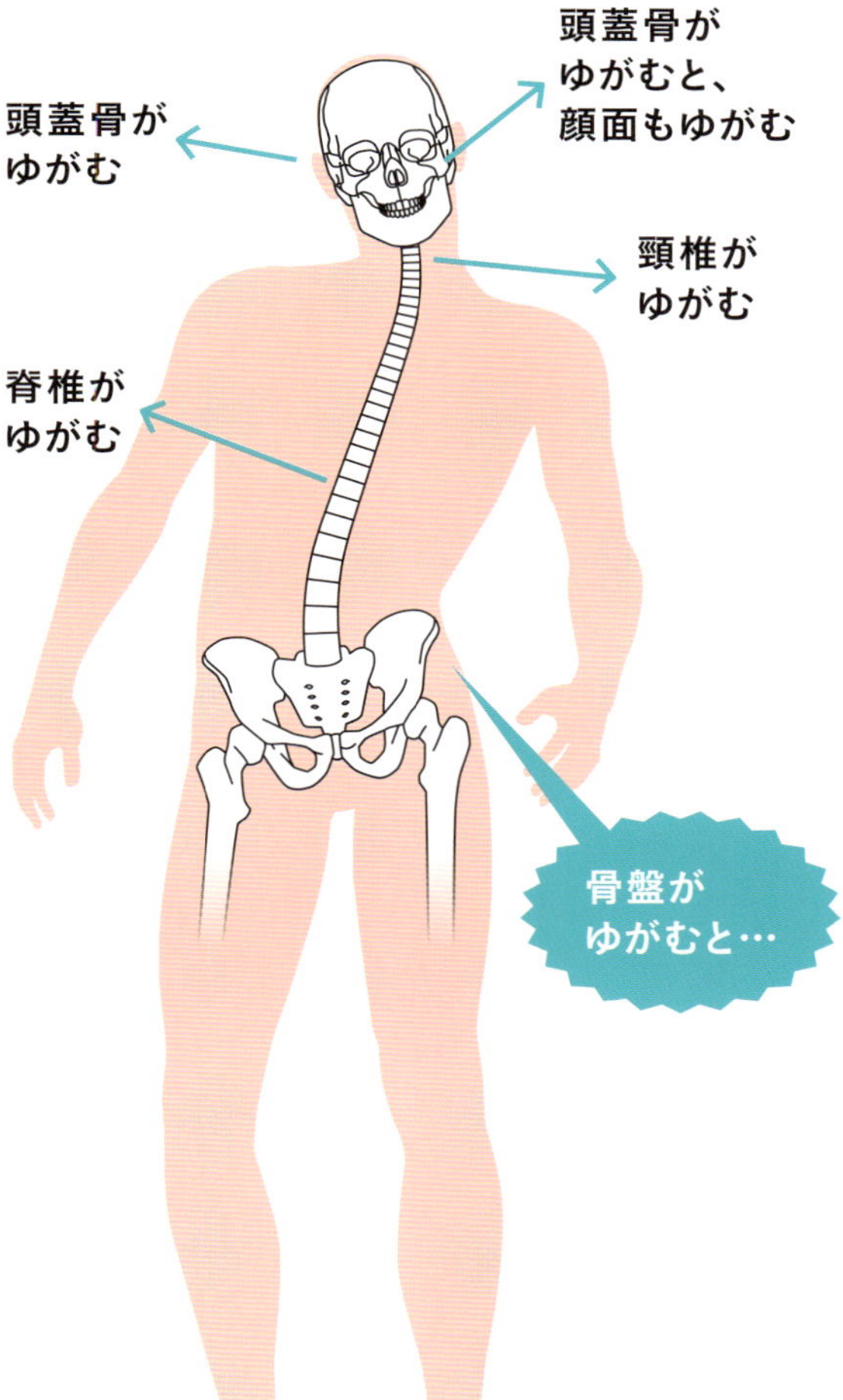
頭蓋骨が
ゆがむ
頭蓋骨が
ゆがむと、
顔面もゆがむ
頸椎が
ゆがむ
脊椎が
ゆがむ
骨盤が
ゆがむと…

うつ病などの精神的な不調の原因にもなりかねません。

正常な背骨はS字型に湾曲していて、この構造のおかげで重い頭を支えることができるのです。ところが、**骨盤がゆがみ背骨のS字カーブが崩れると、頭の重さを支えきれずに肩こりや腰痛が起きます。**さらに、骨盤のゆがみは股関節にも負担をかけて、股関節痛やヒザ痛など、全身にさまざまな症状を引き起こします。

3 骨盤のしくみ、機能と役割を知る

骨盤とは腰周りの骨の総称であり、骨盤という名前の骨は存在しません。**いくつもの骨が組み合わさった腰周辺の構造を骨盤と呼びます。**

骨盤は、中央に脊椎からつながる逆三角形をした仙骨《せんこつ》が位置しその下に尾骨《びこつ》があり、その左右に1対の寛骨《かんこつ》があります。寛骨は腸骨《ちょうこつ》・恥骨《ちこつ》・坐骨《ざこつ》の3つの骨から構成されており、仙骨と腸骨は仙腸関節《せんちょうかんせつ》でつながっています。さらに、腰椎の4番と5番、股関節も骨盤と密接にかかわっています。

以下、**骨盤の機能と役割について要点**をまとめてみました。

①上半身とのバランスをとり、重量を支えている
②左右の股関節と連動し、人間の歩く動作を支えている
③臓器を下から受け止める器のような形をしており、大腸・小腸、生殖器、泌尿器などを強い衝撃から守る

④座るとき、体全体の台座になる

このように、骨盤は非常に重要な役割を担っています。また、男性と女性では骨盤の形が異なります。男性の骨盤が細くて深いのに対し、女性は妊娠・出産時に適応するため広くて浅い形で、横に開きやすいのが特徴です。細くて狭い骨盤は太れない、ストレスをためやすい、広くて浅い骨盤は下腹が出やすい、太りやすいなどのデメリットがあります。

骨格の構造はこうなっている

前面

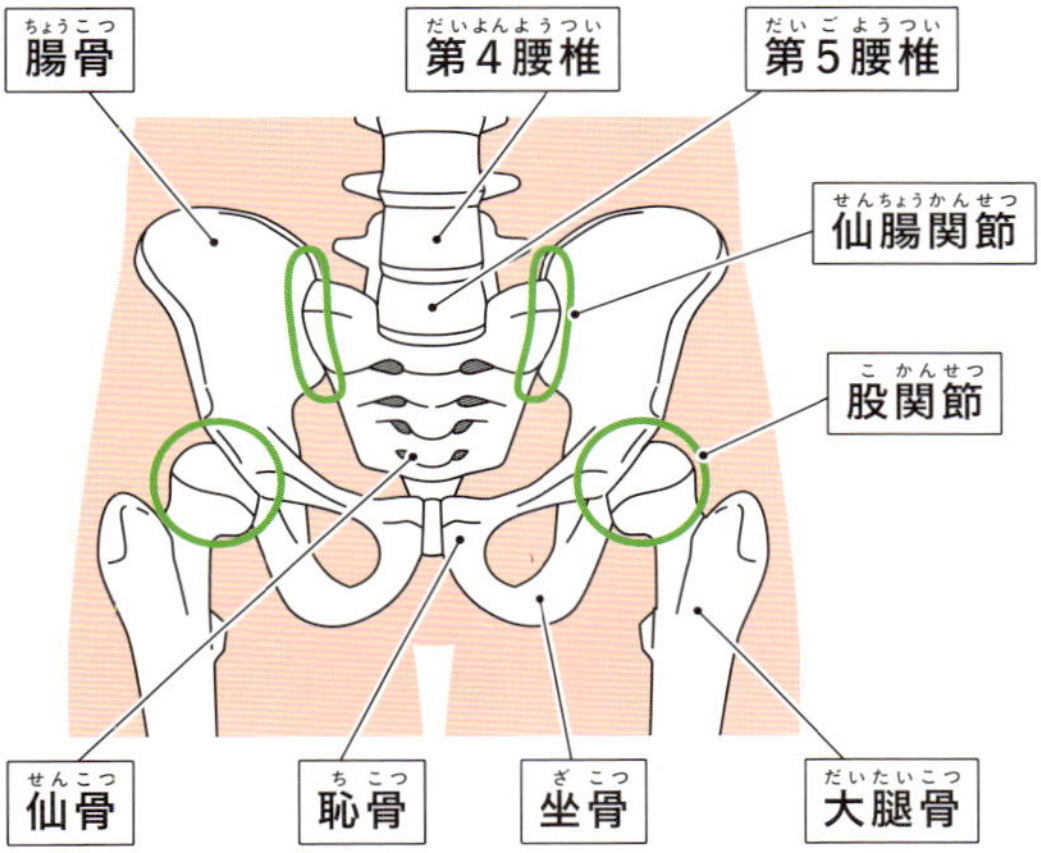

背面

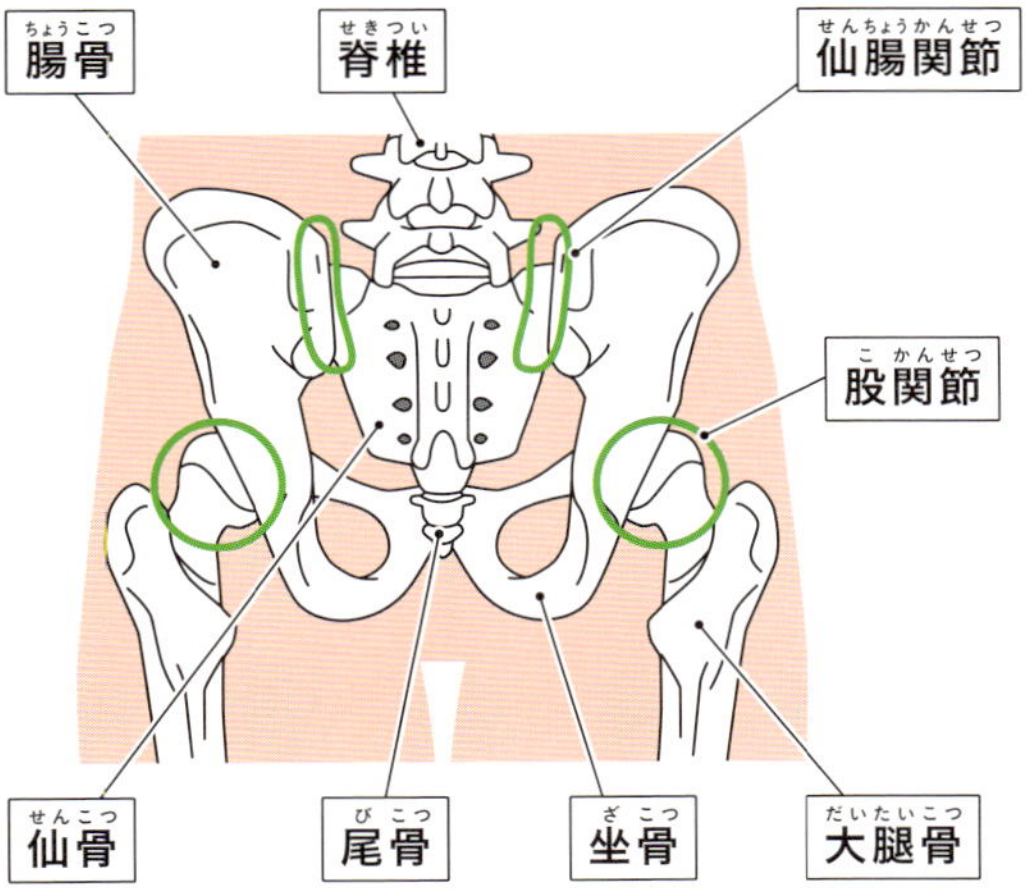

4

理想的な骨盤は**きれいなハート型**をしている

理想的な骨盤は、適度に引き締まった逆三角形のきれいなハート型をしています。

さらに、しなやかな関節、柔軟な筋肉に覆われていることも重要な要素になります。**とくに大切なのが、仙骨と腸骨をつなぐ仙腸関節です。**以前は仙腸関節は動かないとされていましたが、現在では動くことがわかってきました。

仙腸関節の主な働きは、骨盤を安定させ、なおかつ動きをコントロールすることです。つまり、全身約400の筋肉と約200の骨を体の中心で束ね、そこから運動を連鎖させているのです。まさに体を操る要のパーツといえるでしょう。また、骨盤には多くの筋肉が付着していて、体の動きにかかわっています。腸腰筋や大臀筋、ハムストリングスなど前後左右、浅層から深層までさまざまな筋肉が重なり合い、これらの筋肉と骨盤が連携しながら、人のいろいろな動きに対応しているのです。

しかし、**加齢や運動不足、ケガなどがきっかけで仙腸関節や骨盤周りの筋肉が働か**

なくなると、骨盤を安定させることができなくなり、骨盤のゆがみにつながります。

例えば、仙腸関節の場合、20歳頃をピークに柔軟性を失い始めるといわれています。筋肉に関しても、加齢とともに弾力がなくなり繊維化してきます。したがって、理想的な骨盤を維持するためには、骨盤周りの関節や筋肉を柔軟にしておくことが大切になるのです。

腰周りの骨格と筋肉

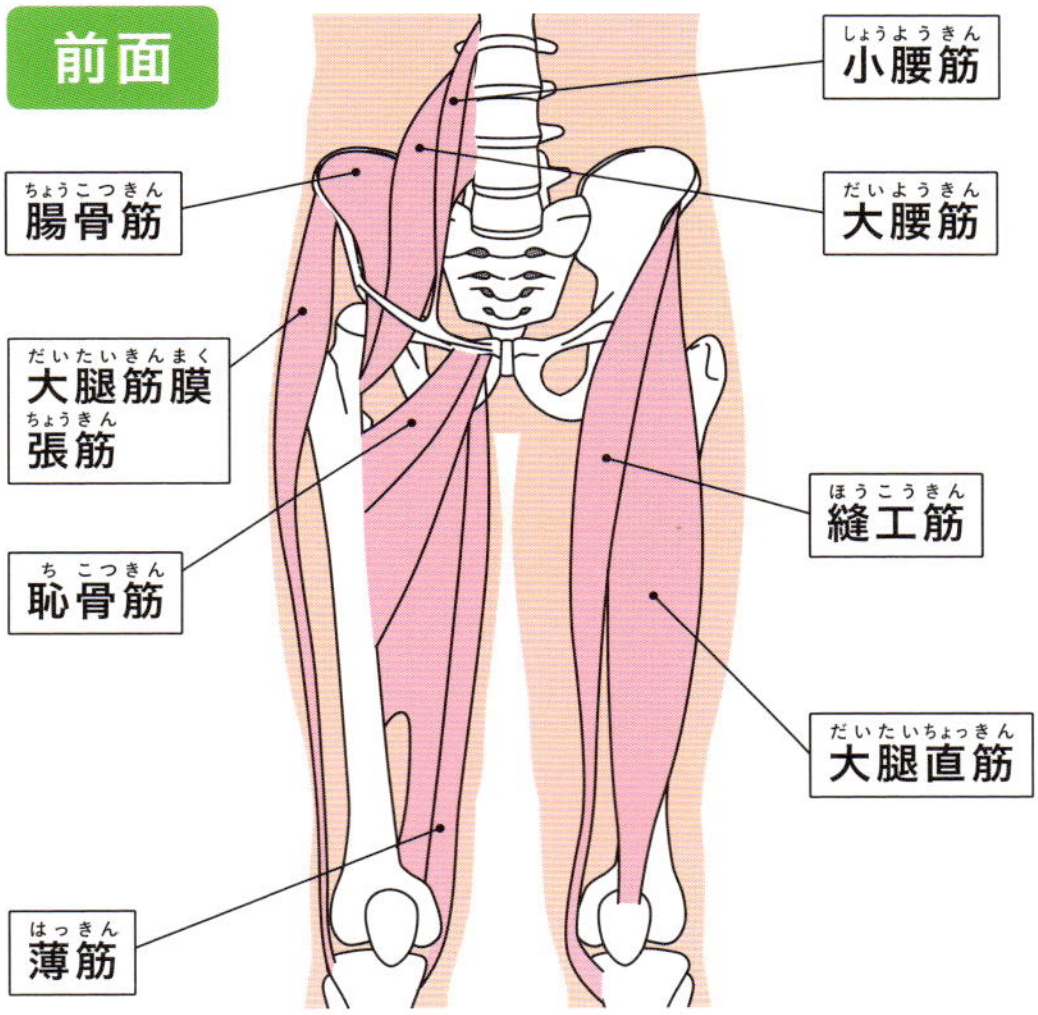

※腸腰筋＝大腰筋・小腰筋・腸骨筋の総称。

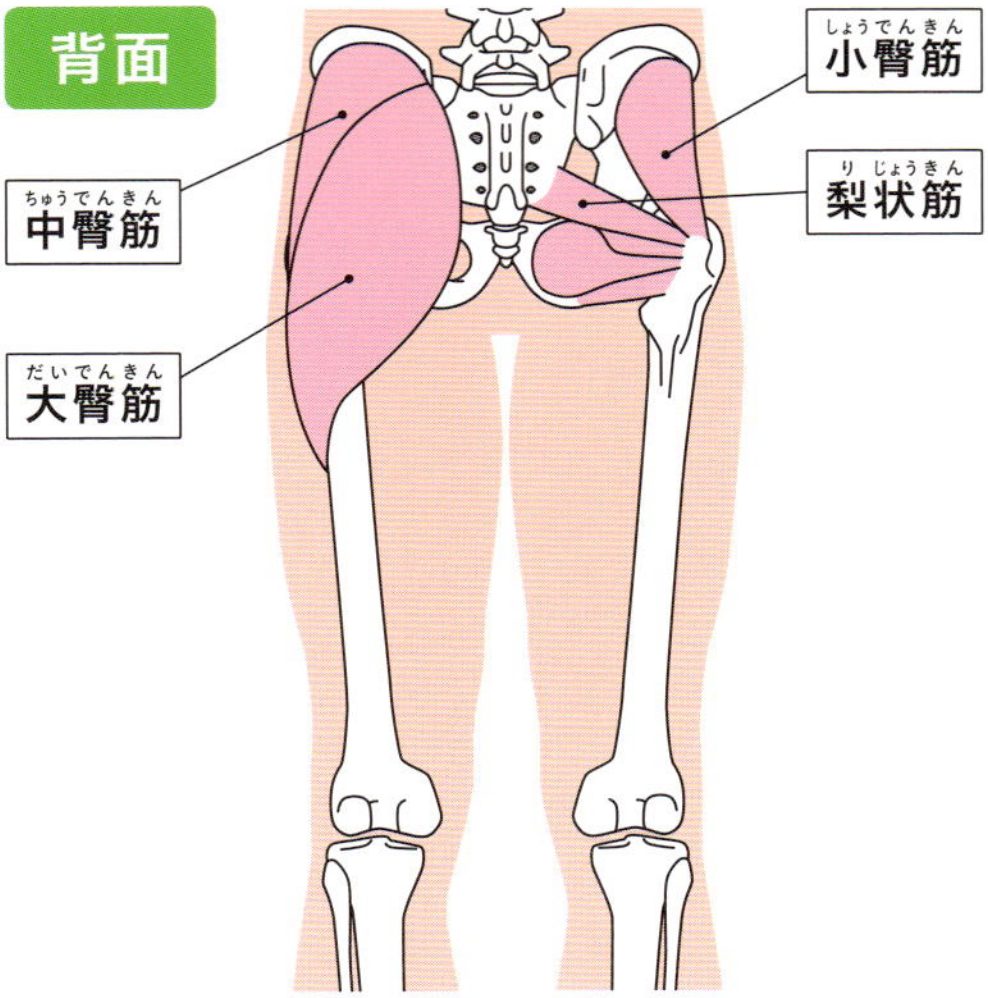

5

仙骨は全身をコントロールする第二の脳？

骨盤の中でももっとも重要な骨といえば、骨盤の中央に位置する逆三角形をした仙骨です。建物に例えるなら、大黒柱である背骨を支える土台にあたる要の骨といえます。主な役割は、背骨にかかる体重を両脚に分散させ、地面からの衝撃を、股関節を経て骨盤へ伝え、体のバランスを保つことです。

また、仙骨の周辺には多くの神経が通っており、仙骨は背骨を介して蝶形骨《ちょうけいこつ》（頭蓋骨を構成している骨のひとつ）とつながっているといわれています。蝶形骨は自律神経やホルモンのバランスにかかわっているため、**仙骨がゆがむと自律神経やホルモンのバランスも崩れることになります。**

ちなみに、人体の中でセラミックなどの人工物で代用できない骨が2つあるといわれますが、それが仙骨と蝶形骨です。

ほかにも仙骨の役割は多岐にわたり、脳脊髄液《のうせきずいえき》を循環させる働きもそのひとつ。脳

仙骨は全身の機能のコントロールセンター

脊髄液はすべての神経の栄養となる体液で、この循環が悪くなるとすべての神経のバランスが崩れて、さまざまな不調の原因となります。

じつは、仙骨にはまだ解明されていない部分が多く、波動のようなものを感じ取ったり、音を感知したりといった不思議な能力があるともいわれています。例えば、初対面の人との相性の良し悪しを、瞬間的に仙骨で判断しているという可能性を示唆する説もあります。

特徴1

頭蓋骨にある蝶形骨と連動して、ホルモンバランスを整える

特徴2

脳脊髄液の循環をよくし、自律神経のバランスを保つ

特徴3

音の感知や、人の感情的、感覚的な判断にもかかわる可能性も示唆されている

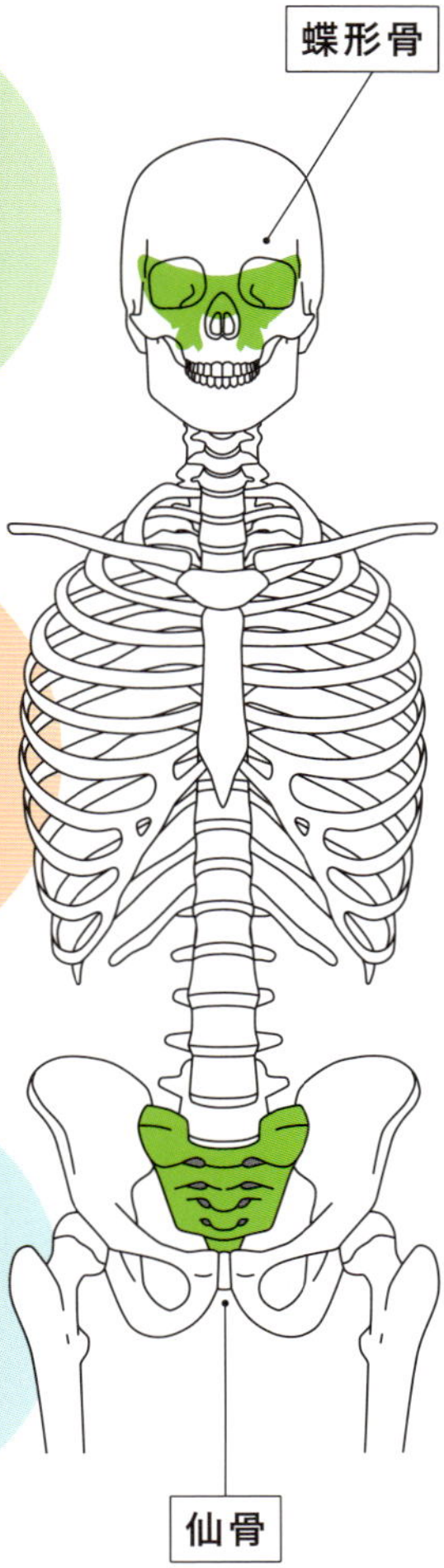

6

一流選手の筋肉は赤ちゃんのように柔らかい

一般的に、**トップアスリートの筋肉は柔らかいといわれています。**実際、私の治療院にもウエイトリフティングの選手やボクシングの元日本チャンピオンがいらっしゃいますが、「こんなに柔らかくて大丈夫?」と思うくらいふにゃふにゃで赤ちゃんのような筋肉をしています。

しかし、いつでも柔らかいというわけではありません。**いざというときには、グッと力を入れると筋肉が収縮して硬くなり、パフォーマンスを発揮します。**つまり、トップアスリートも個人差があるものの、普段の筋肉の柔らかさと、いざというときの筋肉の緊張度の開きが大きいのです。

それではなぜ**トップアスリートの筋肉が普段は柔らかいかというと、持って生まれた筋肉の質もありますが、回復能力が高いからです。**さらに、運動後はストレッチやマッサージなどで徹底的にコンディションを整え、常にいい状態にキープしています。

筋肉が柔らかいということは、もちろん骨盤周りの筋肉も柔軟なので、トップアスリートの骨盤はゆがみがなくしなやかです。

このようにトップアスリートの体は、「筋肉が柔軟なため、正しい姿勢と正常な骨盤を維持できる→正しい姿勢と正常な骨盤が、筋肉を柔軟に保つ」という、理想的なサイクルが成り立っているのです。

よいサイクル

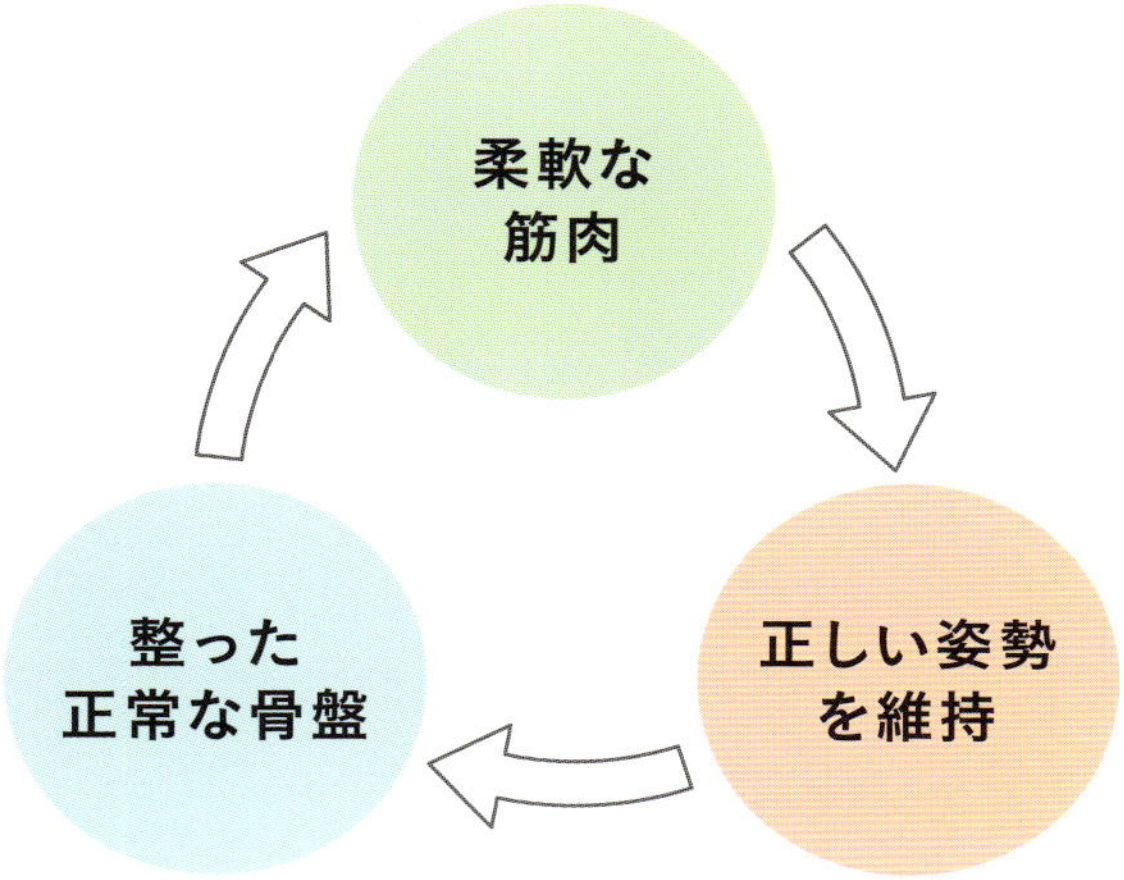

わるいサイクル

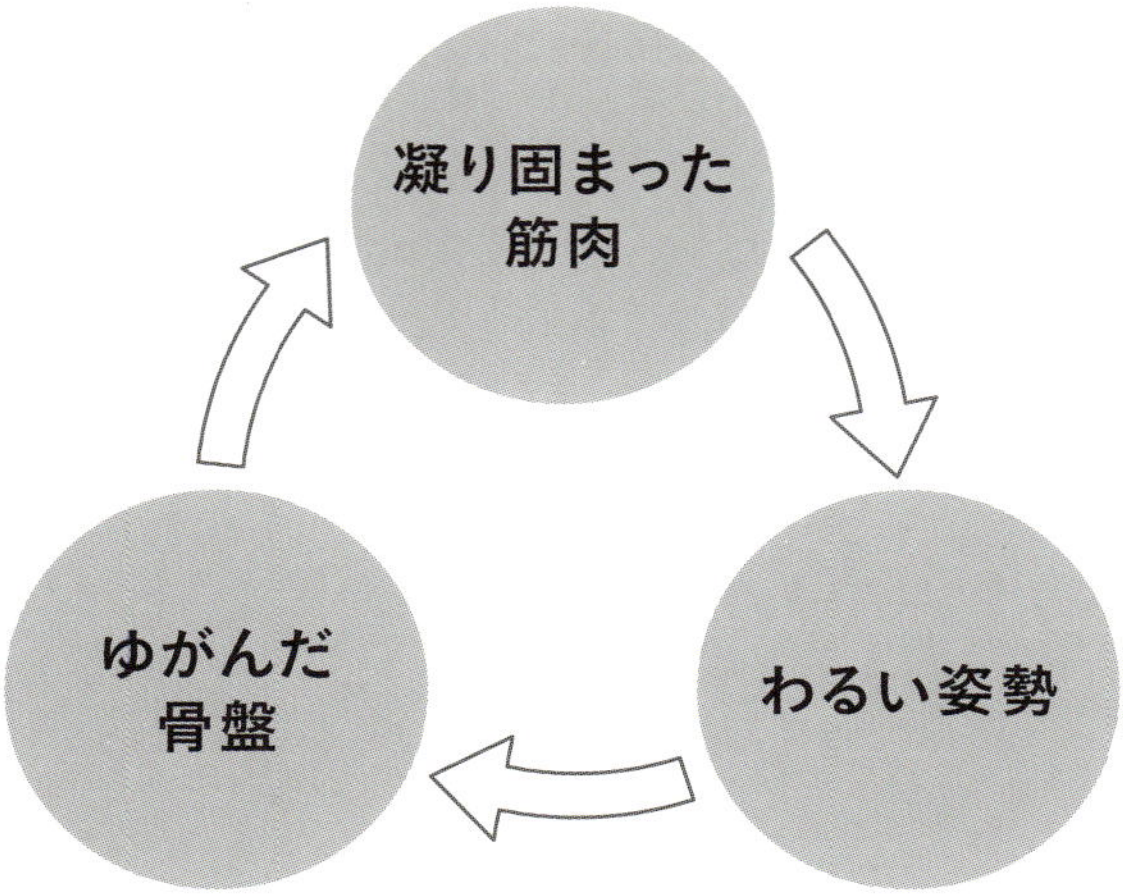

7 最強なのは、自分で「修復」できる体！

正常な骨盤は、日常生活のさまざまな動作によってゆがんでも、睡眠中や歩いている間に正しい位置に戻ります。しかし、**骨盤をゆがませるような姿勢をとり続けることや加齢によって、その正しい位置に戻る力は徐々に弱くなってしまうのです。**

そこで骨盤のゆがみを正すためには、自然治癒力をアップさせることがポイントになります。そして、そのカギを握っているのが筋肉です。骨盤周りの筋肉が硬くて弾力がないと、骨盤がゆがんだまま固定されてしまい、血液やリンパの流れが悪くなったり、関節の可動域が狭くなったりします。その結果、**骨盤周りの筋肉だけでなく、上半身や下半身のさまざまな筋肉が硬くなるため、ゆがみは全身に広がり自然治癒力が低下して悪循環に陥ってしまいます。**

とくに男性は筋肉や関節が硬い人が多いので、ゆがんだ骨盤を自然治癒力だけで元に戻すことは難しいといえます。そこで、骨盤リセット・ストレッチの出番となるわけです。**ストレッチによって骨盤周りの筋肉が柔軟になると、その相乗効果は全身に広がります。**

また、加齢や運動不足などによる筋肉量の低下にも気をつけたいところです。筋肉量は20代をピークに徐々に減少していき、20代と80代を比較すると、下半身の筋肉量は約3分の2に減少するというデータもあります。ストレッチと筋トレをバランスよく取り入れて、質のよい筋肉をキープしましょう。

20歳時と80歳時の推定筋肉量

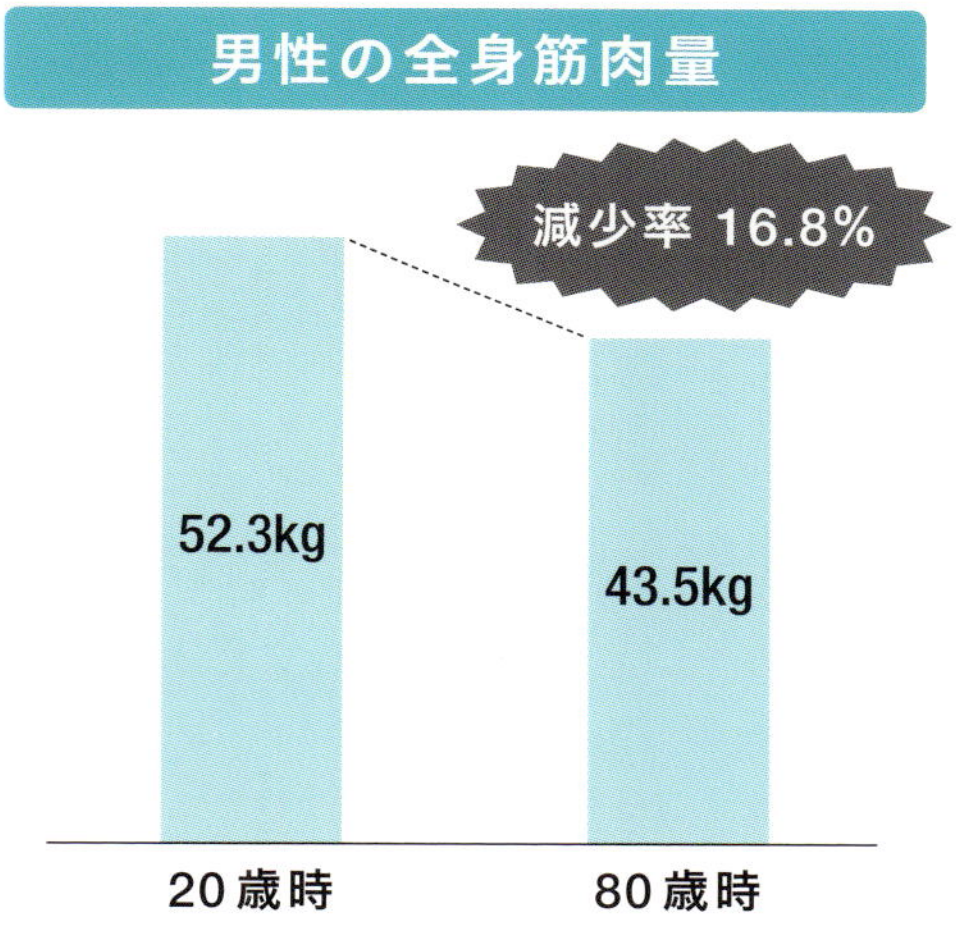

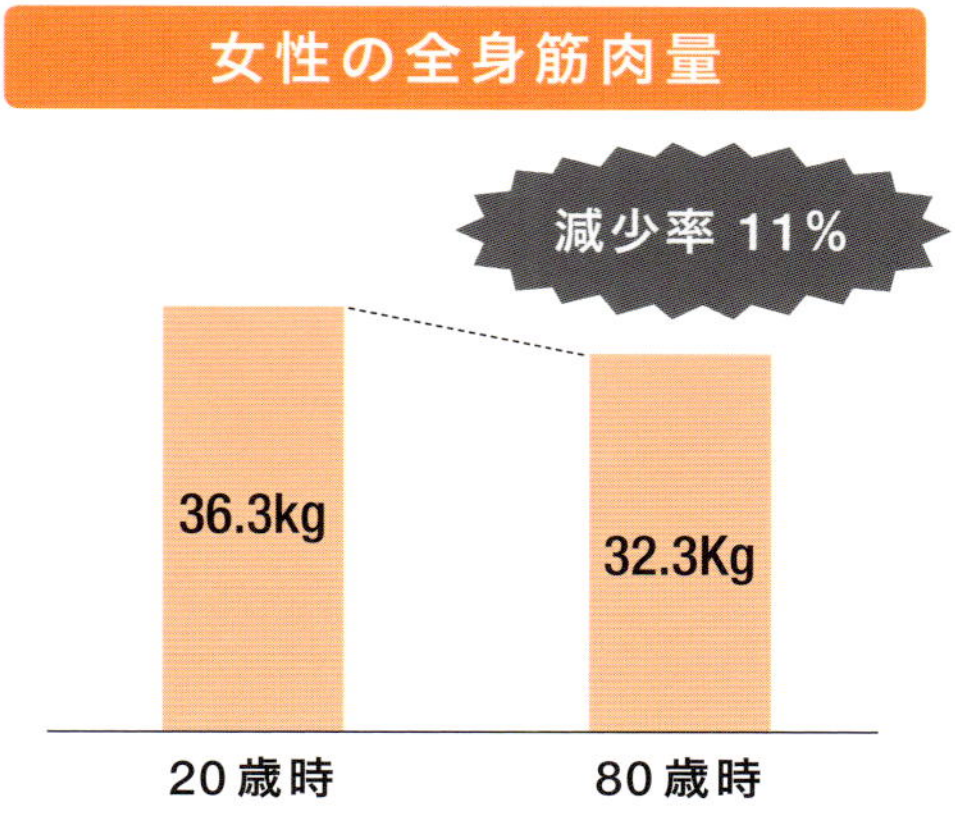

(日本老年医学会雑誌2010年47巻1号、P52-57「日本人筋肉量の加齢による特徴」、P55表2より引用改変)

8 関節を曲げる屈筋と関節を伸ばす伸筋、そのバランスが大切

私たちが普段筋肉と呼んでいるものは、骨格に付着していることから正式には骨格筋といい、その数は大きいものから小さいものまで４００以上あり、それぞれに名前がついています。

骨格筋には、屈筋《くっきん》と伸筋《しんきん》があります。屈筋は関節を曲げるとき、伸筋は関節を伸ばすときに使う筋肉です。胴体部分を例に説明すると、体を前屈するときに使う腹筋は屈筋、体を反らすときに使う背筋は伸筋ということになります。

屈筋と伸筋は、関節の周りにペアになって付いています。筋肉は収縮するときに力が出て、伸展するときは力が出ません。つまり、屈筋と伸筋がセットになっているから、曲げる・伸ばすという動作が可能になるのです。**ちなみに日本人は、屈筋が優位といわれています。**

屈筋は衰えにくく、伸筋は衰えやすい筋肉です。それなのに例えば、腹筋ばかり鍛

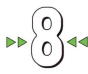

屈筋と伸筋、どちらも鍛えるのがベター！

えたらどうなるでしょうか。屈筋である腹筋が収縮して硬くなると、伸筋である背筋が引っ張られてバランスが崩れます。骨盤のためにも、筋トレでは伸筋も鍛えることが大切なのです。**屈筋と伸筋のバランスが崩れると、姿勢が悪くなり結果的に骨盤のゆがみにつながります。**屈筋と伸筋のバランスがよければ、正しい姿勢を維持しやすくなり、骨盤のゆがみも整いやすくなります。

屈筋

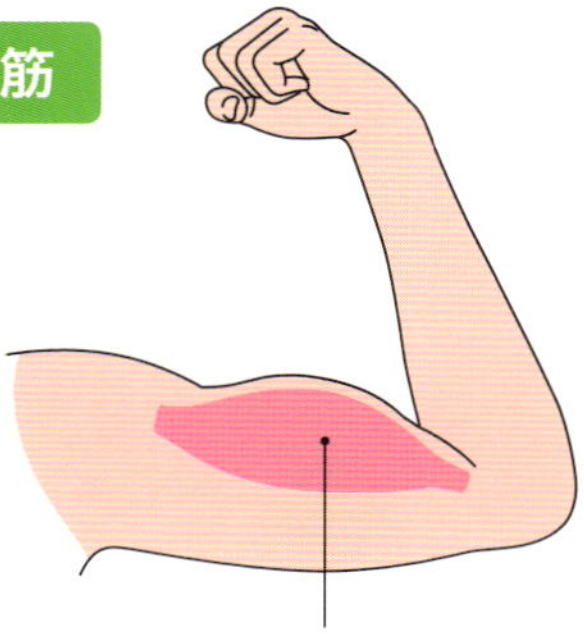

関節を曲げる際に働く屈筋

伸筋

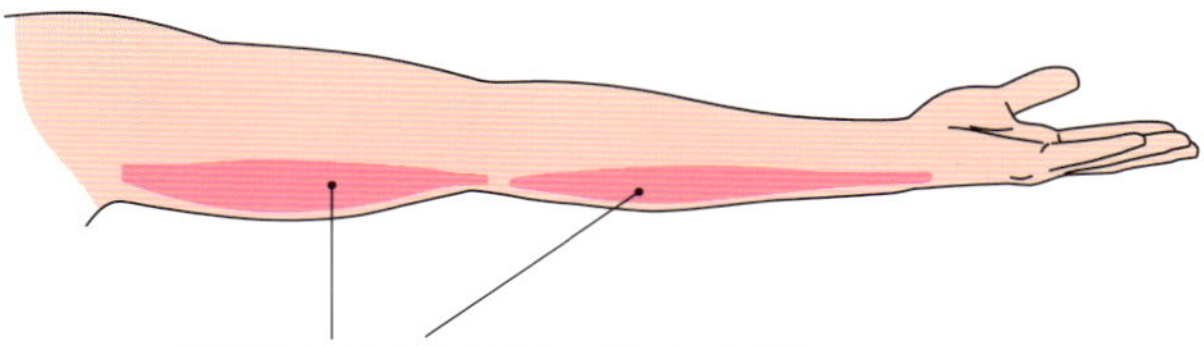

関節を伸ばす際に働く伸筋

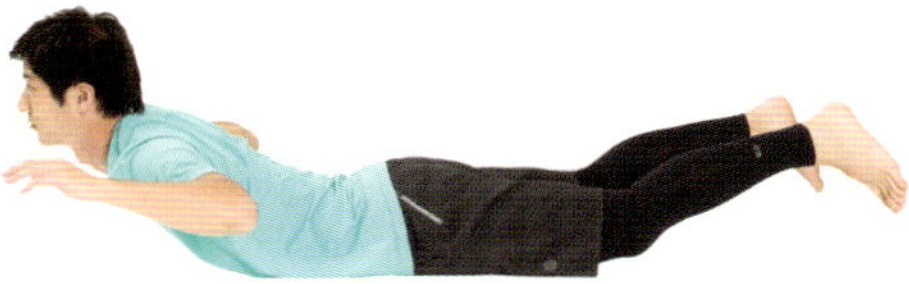

屈筋である腹筋や胸の筋肉を鍛えたら、
伸筋である背筋も鍛えよう！

9 骨盤と健康・仕事・運動との関係

男性はホルモンの影響から筋肉や関節が硬いため、骨盤自体も硬くなりやすくその結果ゆがんでしまうという話は前述したとおりです。腰痛に悩む男性が多い理由は、硬い骨盤が体にかかる衝撃を直に受けてしまうことも影響しています。

働き盛りの男性こそ、骨盤周りの筋肉や関節を柔軟にして、ゆがみのない弾力のある骨盤を維持することが大切になります。

まず骨盤が正常だと姿勢がよくなり、筋肉の無駄な緊張がとれて疲れにくくなります。さらに内臓の働きも活発になり、残業や接待などでストレスを受けた心身も、一晩眠ればリセットされます。

また、骨盤（仙骨）と頭蓋骨（蝶形骨）は連動しているため、**骨盤が正常だと頭脳明晰になり集中力もキープできて、仕事の効率がアップします。**仕事の成果が上がればプライベートも充実して、趣味やスポーツなどにも積極的に取り組めるようになるでしょう。

とくにスポーツに関しては、男性は昔とった杵柄で無理をしがちです。しかし骨盤が正常であれば、体の重心がブレない、股関節の可動域が広がる、肩甲骨が柔軟に動くなど、パフォーマンスが上がるだけでなく、ケガや故障のリスクも少なくすることができるでしょう。

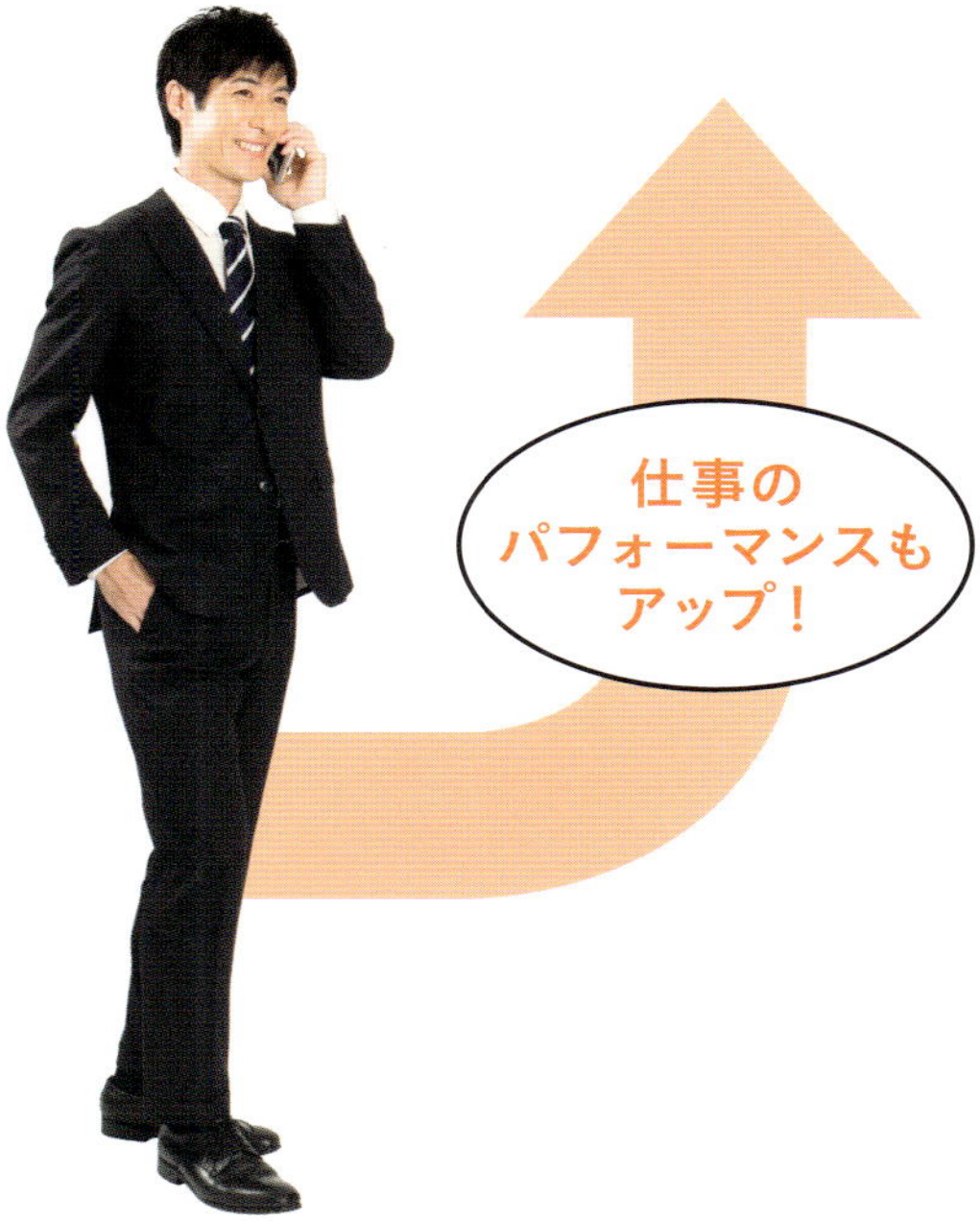
仕事の
パフォーマンスも
アップ！

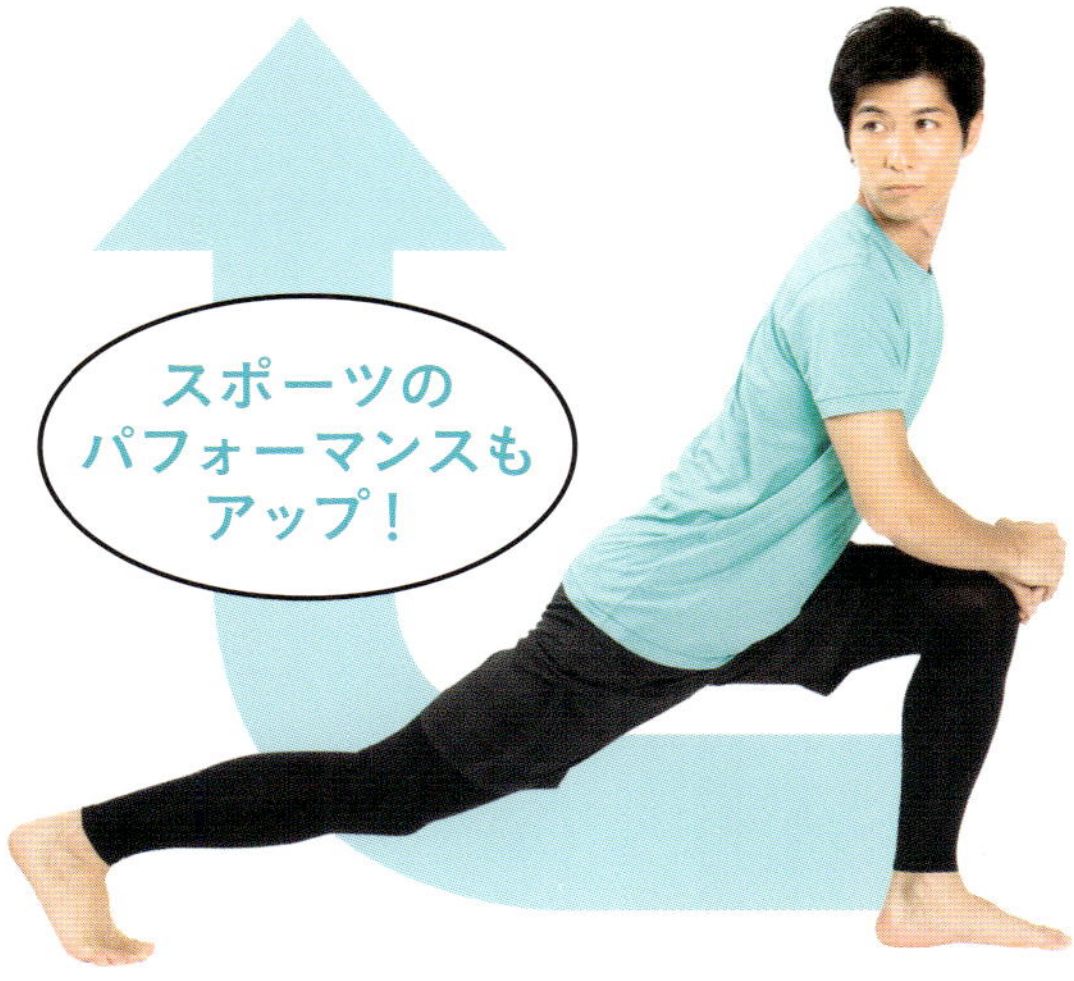
スポーツの
パフォーマンスも
アップ！

ゆがみのタイプをチェックしよう

骨盤のゆがみとひと言でいっても、さまざまなタイプがあります。ゆがみの原因は主に3つ。①日常生活の中でのクセ、②過去のスポーツ歴、③既往症（ケガや病気など）が考えられます。

まずは自分にあてはまる原因を探してみてください。タイプ別チェック方法としては、①自分の全身をいろいろな角度から鏡に映してみる、②写真に撮ってみる、③人に見てもらう、などがあります。大切なのは自分を客観的に見ること。そのほか、ゆがみタイプ別のチェックポイントを紹介するので、確認してください。

TYPE

A 骨盤がねじれている ➡P.45へ

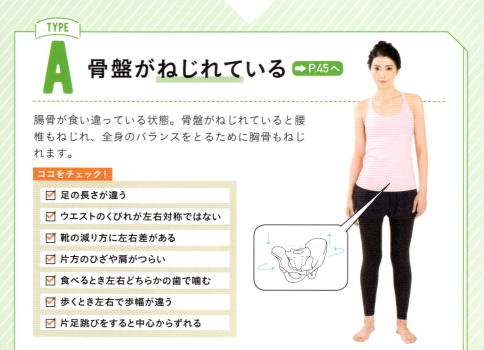

腸骨が食い違っている状態。骨盤がねじれていると腰椎もねじれ、全身のバランスをとるために胸骨もねじれます。

ココをチェック！

- ☑ 足の長さが違う
- ☑ ウエストのくびれが左右対称ではない
- ☑ 靴の減り方に左右差がある
- ☑ 片方のひざや肩がつらい
- ☑ 食べるとき左右どちらかの歯で噛む
- ☑ 歩くとき左右で歩幅が違う
- ☑ 片足跳びをすると中心からずれる

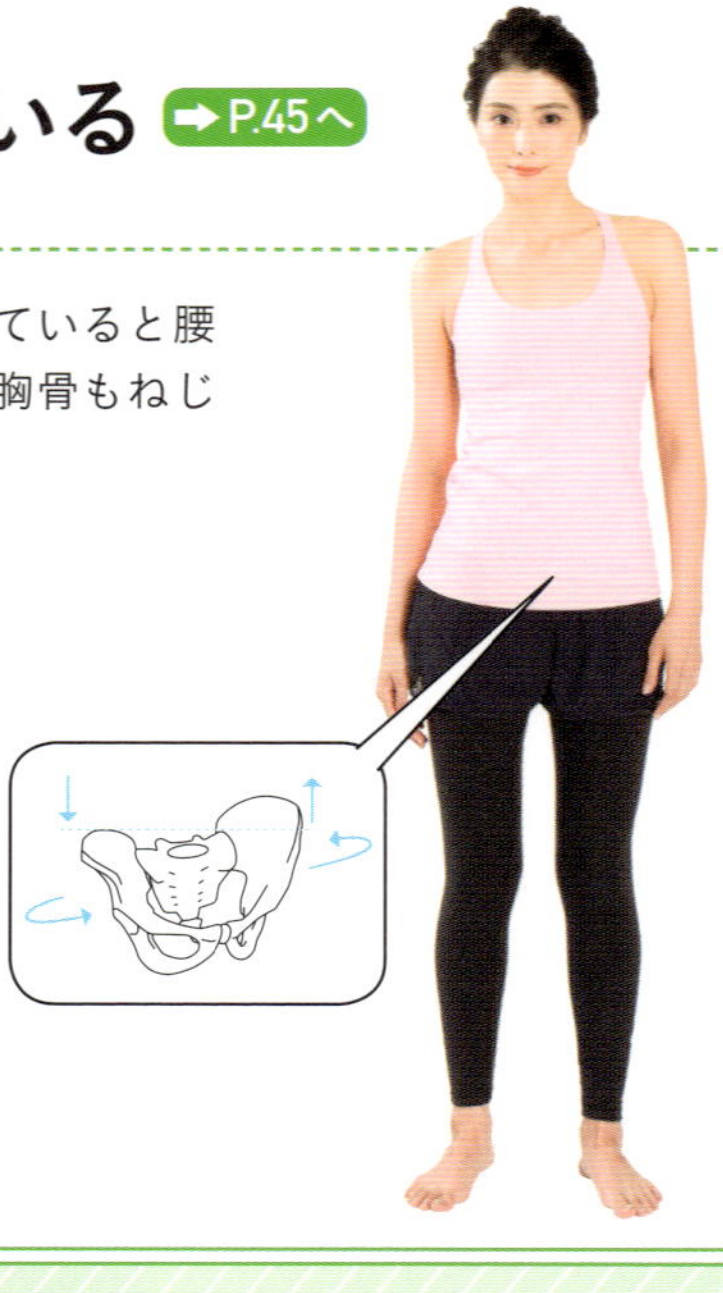

TYPE

B 左右の骨盤の高さが違う

➡P.46へ

骨盤の左右どちらかが上がったり下がったりしている状態。首や腰などのゆがみも引き起こし、肩こりや腰痛になることも。

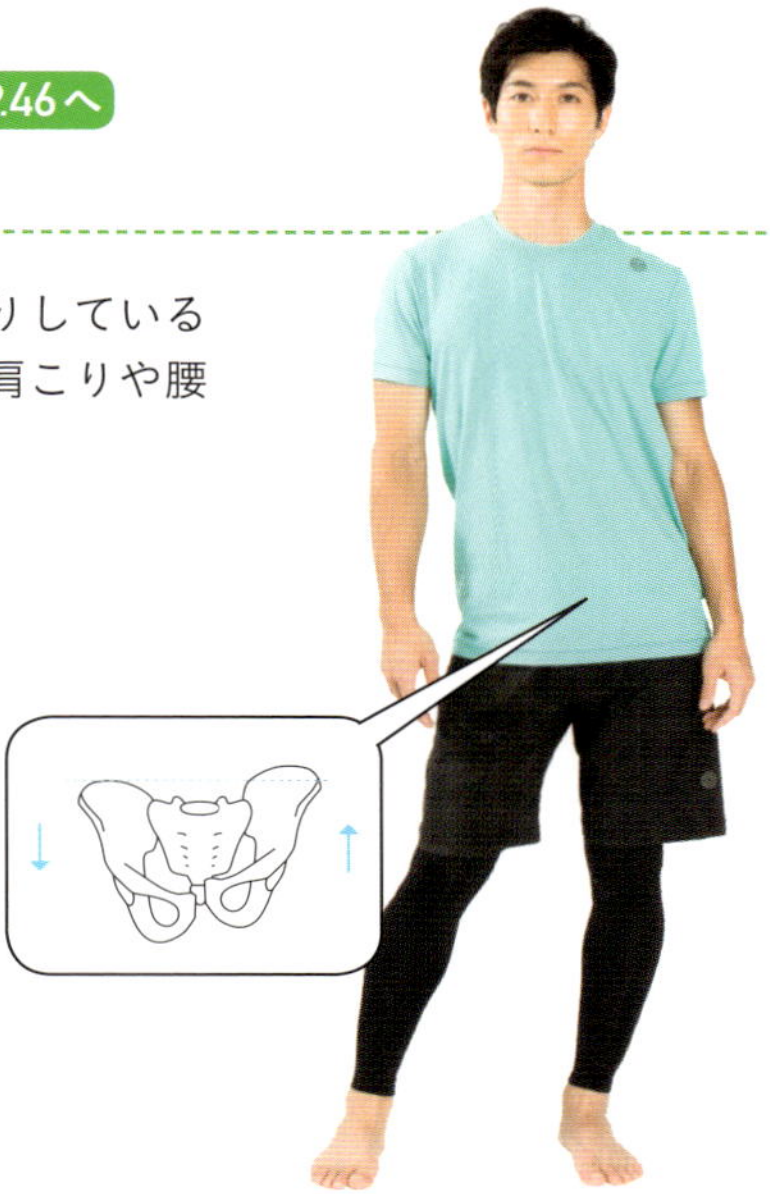

ココをチェック！

- ☑ 肩の高さに左右差がある
- ☑ ウエストのくびれが左右対称ではない
- ☑ 靴の減り方に左右差がある
- ☑ 背骨が曲がっている
- ☑ 靴下を履くとき左右でやりやすさが違う
- ☑ 顔が左右対称ではない

TYPE

C 骨盤が前傾している

➡P.47へ

骨盤が前に傾き反り腰になっている状態。女性に多いゆがみ。腰、首、背中へ負担がかかり、スタイルの崩れにも影響します。

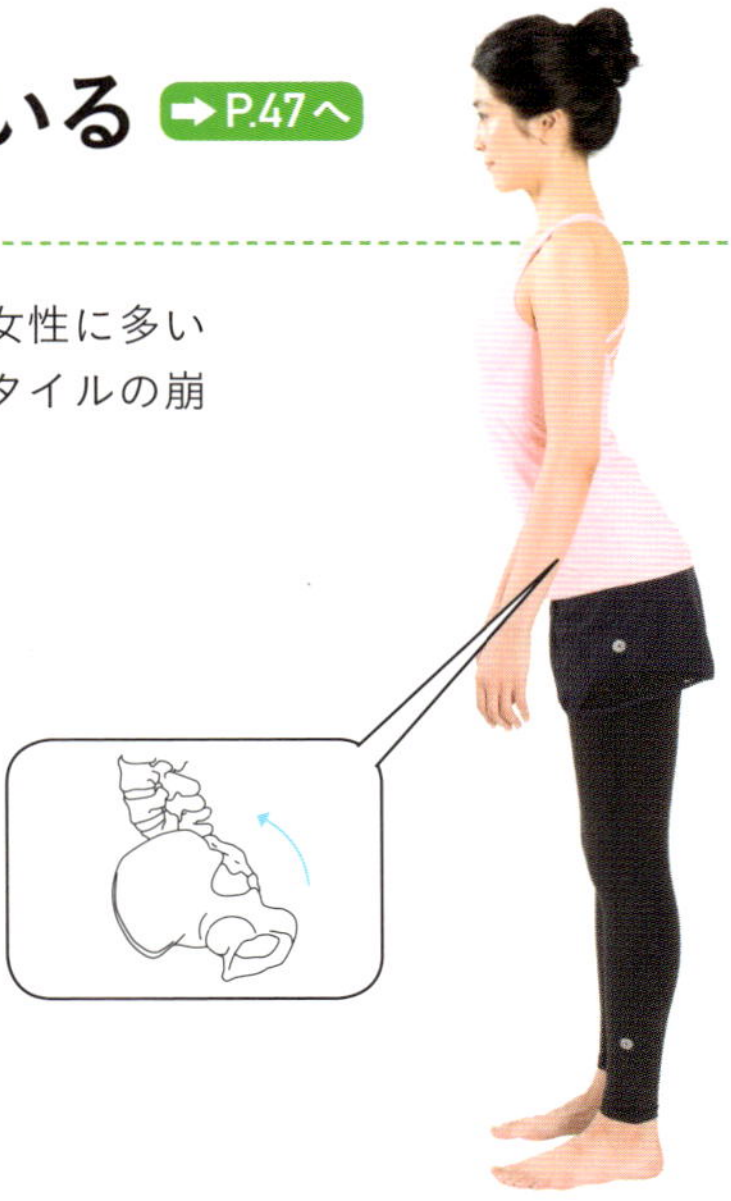

ココをチェック！

- ☑ 足の指にタコができやすい
- ☑ 腰痛がある
- ☑ 壁に背中をつけて立つと、腰と壁の間に握りこぶし１個が入る
- ☑ やせ気味なのにお腹がポッコリ出ている

TYPE

D 骨盤が後傾している

➡P.48へ

骨盤が後ろに傾いている状態。体が硬い人に多く、全身のバランスをとるために猫背になりがちです。

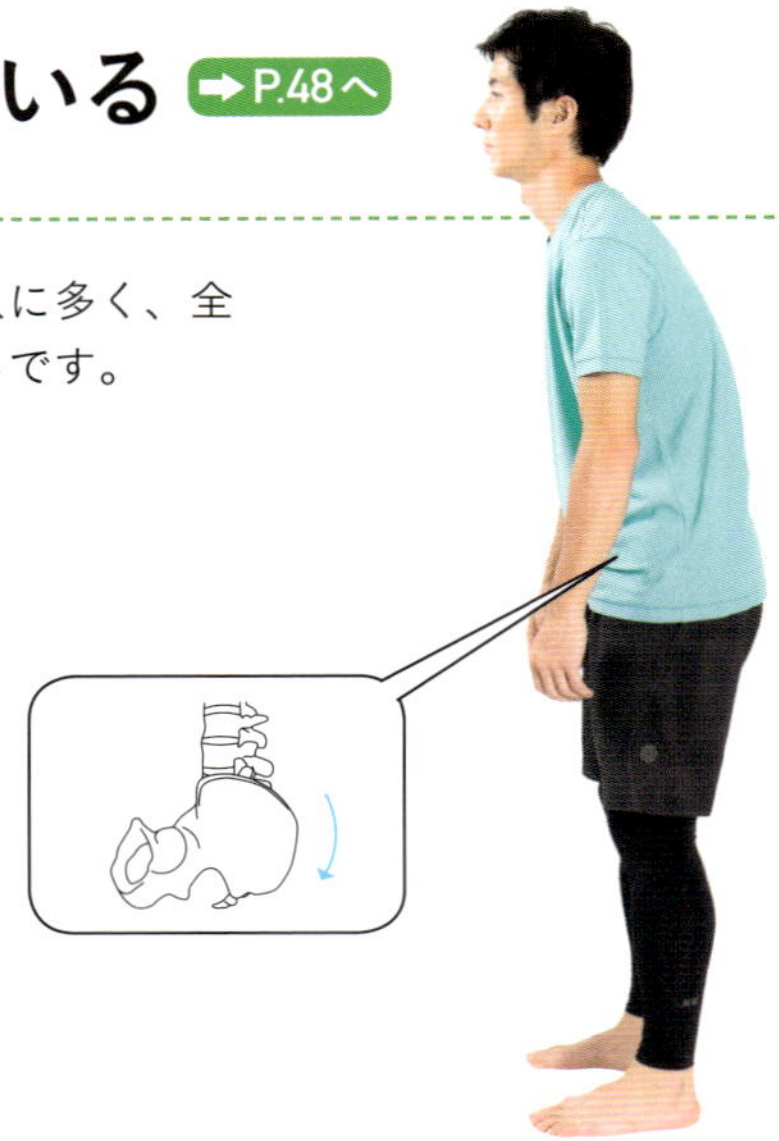

ココをチェック!

- ☑ 歩幅が狭い
- ☑ カカト重心
- ☑ お尻が垂れる
- ☑ 外反母趾になりやすい
- ☑ 開脚ができない
- ☑ 二の腕がたるむ
- ☑ 猫背になりやすい

TYPE

E 骨盤の間が広がっている

➡P.49へ

骨盤は開いたり閉じたりしますが、それが開きっぱなしになった状態。出産経験のある女性に多いタイプ。

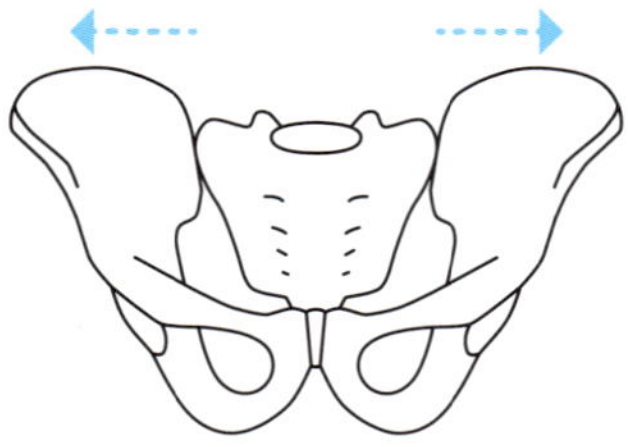

ココをチェック!

- ☑ 下半身が太い
- ☑ 下腹が出やすい
- ☑ 太りやすい
- ☑ ひざや肩がつらい
- ☑ むくみやすい
- ☑ 仰向けになると自然につま先が左右に90度以上に開く

TYPE

F 骨盤の間が狭まっている

➡P.50へ

骨盤が閉じた状態。男性は骨盤が狭い傾向にあるのですが、狭すぎると精神的ストレスをためやすくなります。

ココをチェック！

- ☑ 下半身が細い
- ☑ 太れない
- ☑ イライラしやすい
- ☑ O脚
- ☑ 背骨が曲がっている
- ☑ 不眠症
- ☑ 女性は生理不順など

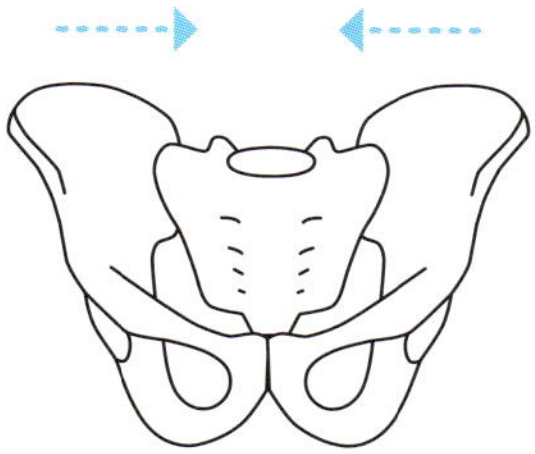

TYPE

G 骨盤が左か右に向いている

➡P.51へ

腸骨が前後にずれている状態。骨盤のずれに伴い、腰椎、頸椎もずれて肩こりや腰痛、頭痛の原因にも。

ココをチェック！

- ☑ 足組みの左右差がある
- ☑ 歩いているとベルトが回る
- ☑ ヘソが中心からずれる
- ☑ 横座りで左右差がある
- ☑ 振り向くとき左右差がある
- ☑ 仰向けになると脚の開き具合に左右差がある

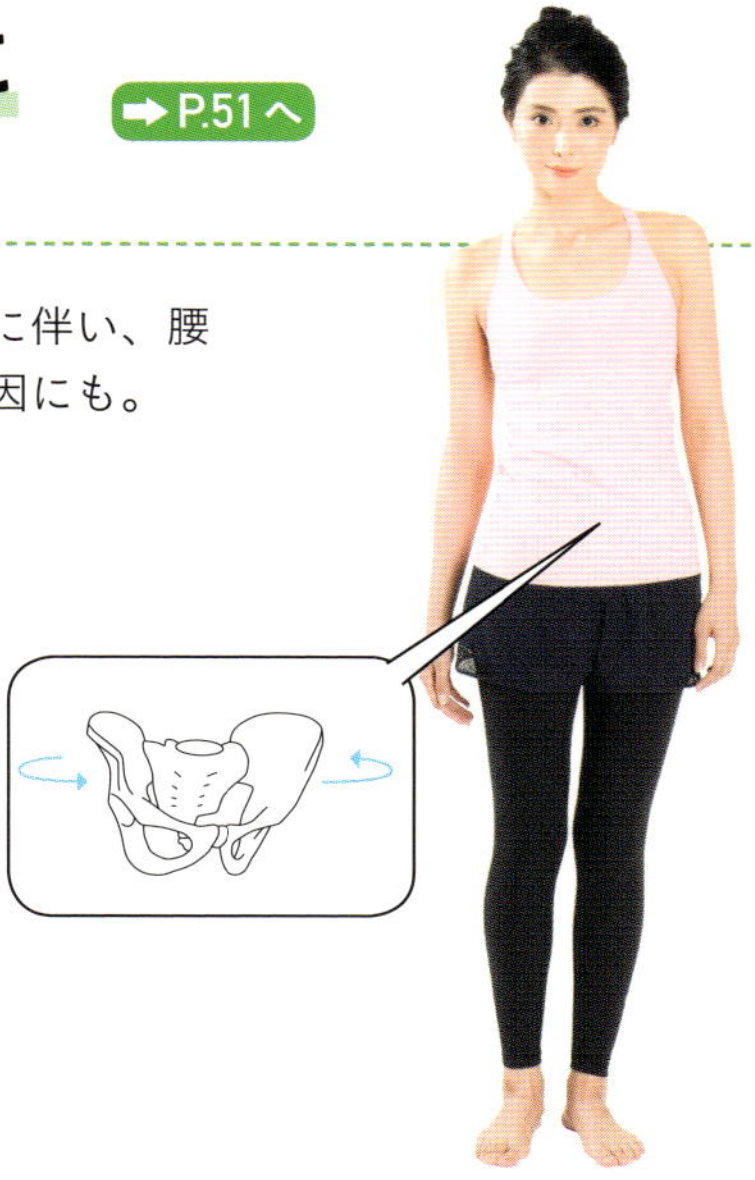

ゆがみのタイプ別トレーニング

骨盤のゆがみには、前述の通り、大きく分けて7つのタイプがあります。まず自分がどのタイプなのか、客観的に見極めることがポイントになります。ところが、1つのタイプに限定できないという人も多くいます。骨盤がねじれて左右の高さも違うというような、複合型のタイプのほうが多数派です。**複合型の場合は、いちばんゆがんでいる部分を見つけて、まずはそこから修正しましょう。**

骨盤にかかわる筋肉は30もあります（股関節には23の筋肉が関与）。姿勢の悪さなどが原因で、骨盤にかかわる筋肉の数カ所だけが硬くなっても骨盤に影響が及びます。そのため、いろいろな動きを行い、筋肉のコンディションを整えることがゆがみの予防に役立つのです。例えば**骨盤が後傾している場合、腸腰筋が硬くなっていることが考えられます。そこで、腸腰筋をターゲットにしたストレッチで骨盤を正しい位置へと戻していきます。**このようにターゲットの筋肉を意識することも大切です。

TYPE A

骨盤がねじれている

ひざの抱え込み

左右10秒×3セット

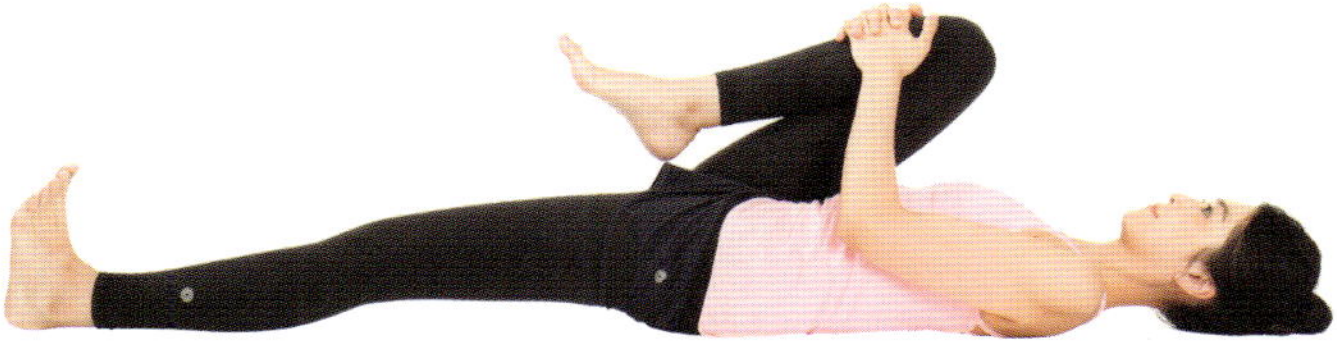

1 仰向けになり、片方のひざを両手で抱える。このとき、背中を床にぴったりとつけておく

2 息を吐きながら、ひざをゆっくりと胸に引き寄せていく。左右でやりにくいほうを重点的に行う

斜め前方への前屈

左右10秒×3セット

1 脚を肩幅に縦に開きまっすぐ立つ

2 片方の脚を一歩前に出して、そのつま先に手をつけるように前屈する。左右でやりにくいほうを重点的に行う

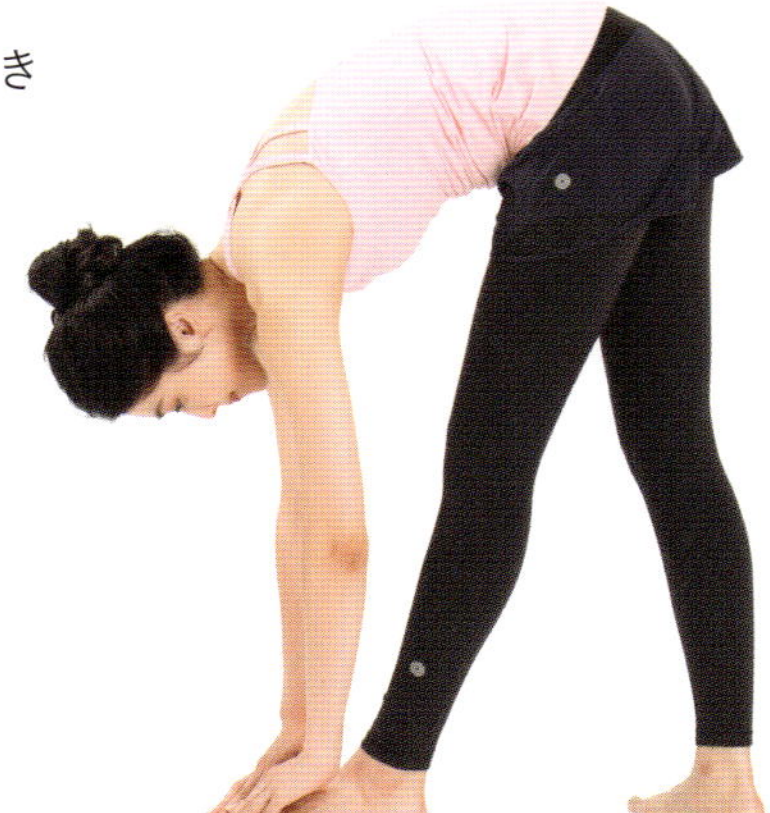

TYPE

B

左右の骨盤の高さが違う

尻歩き

10歩前進・10歩後退×3セット

足で進むというよりも尻で骨盤を押し出すようなイメージで

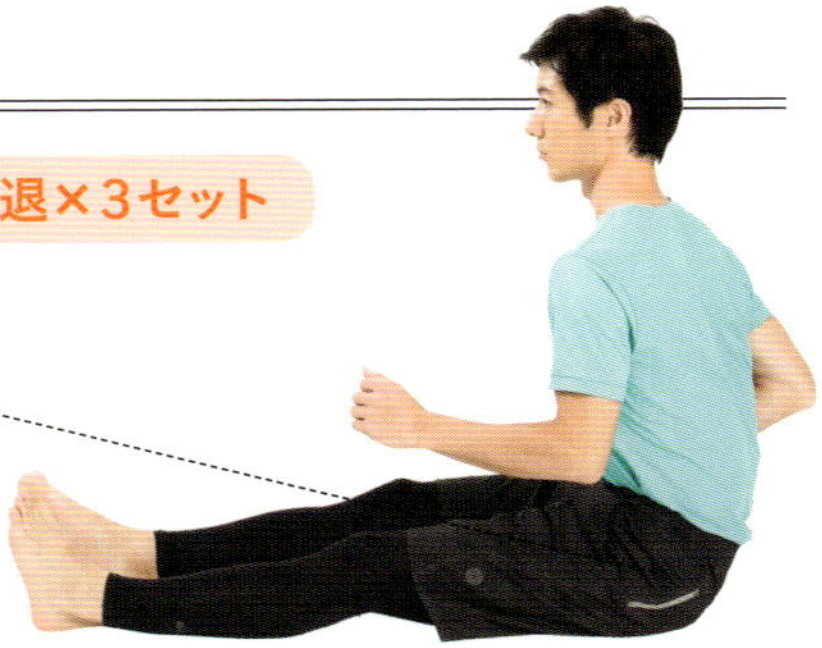

1 長座して足をまっすぐ伸ばす。足を閉じてつま先は天井に向け、骨盤を立てて背すじを伸ばす

2 腰をひねって尻を左右に動かしながら、尻で前進して後退する。ひじを曲げて右の尻と右の腕、左の尻と左の腕を同時に前に出す。難しい場合は、ひざを曲げてもOK

片脚ずつ開脚

左右10秒×3セット

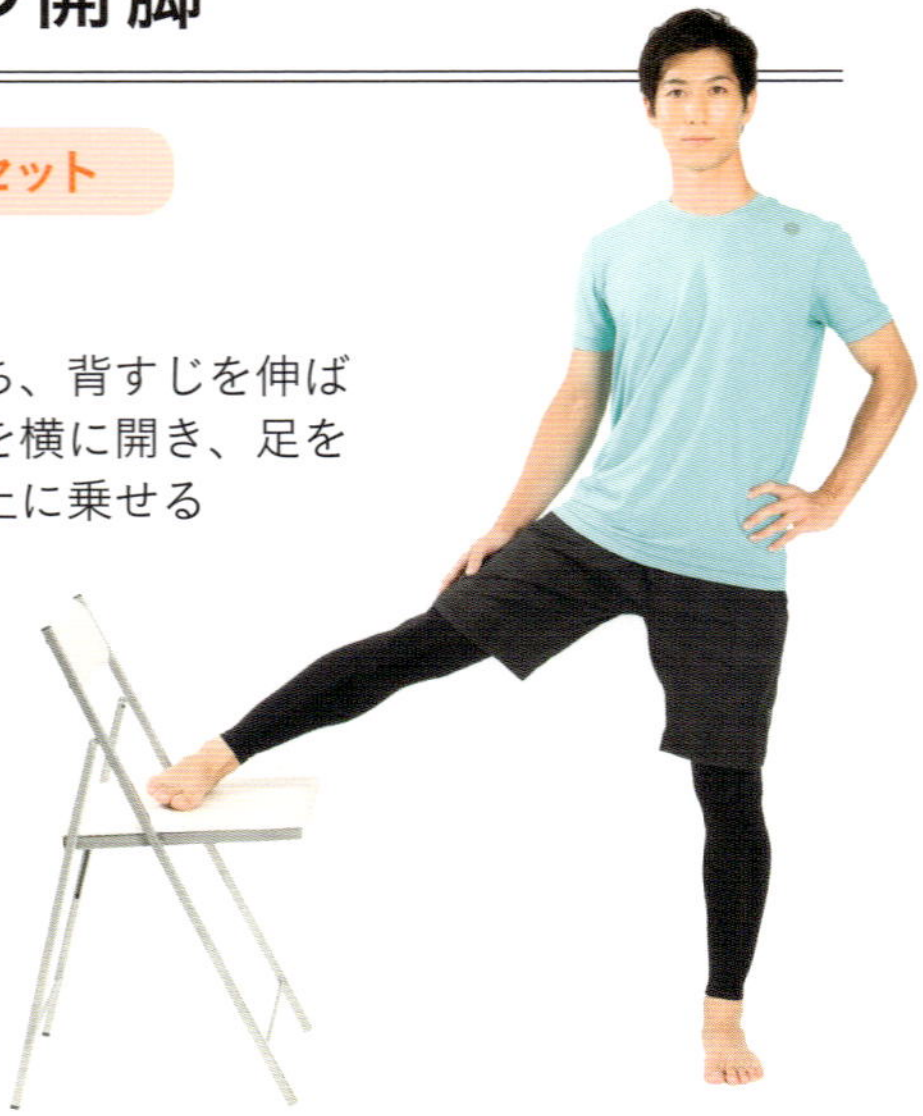

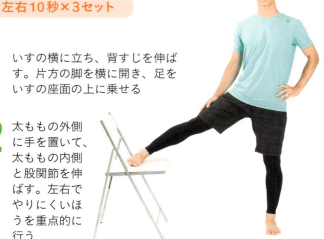

1 いすの横に立ち、背すじを伸ばす。片方の脚を横に開き、足をいすの座面の上に乗せる

2 太ももの外側に手を置いて、太ももの内側と股関節を伸ばす。左右でやりにくいほうを重点的に行う

TYPE C

骨盤が前傾している

腰にタオルをあててうつ伏せ

3〜5分

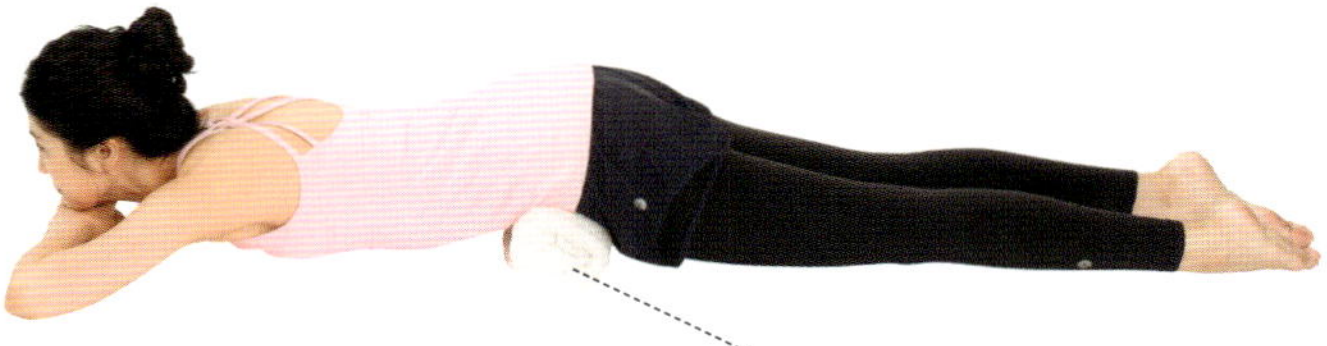

タオルを骨盤にあたるように床に置いて、うつ伏せになりリラックスする

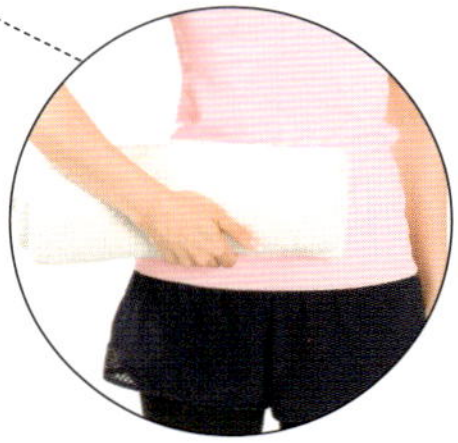

この位置にタオルがあたるようにタオルの上部がへそのラインと重なる位置に置く

前屈して上体ひねり

左右10秒×3セット

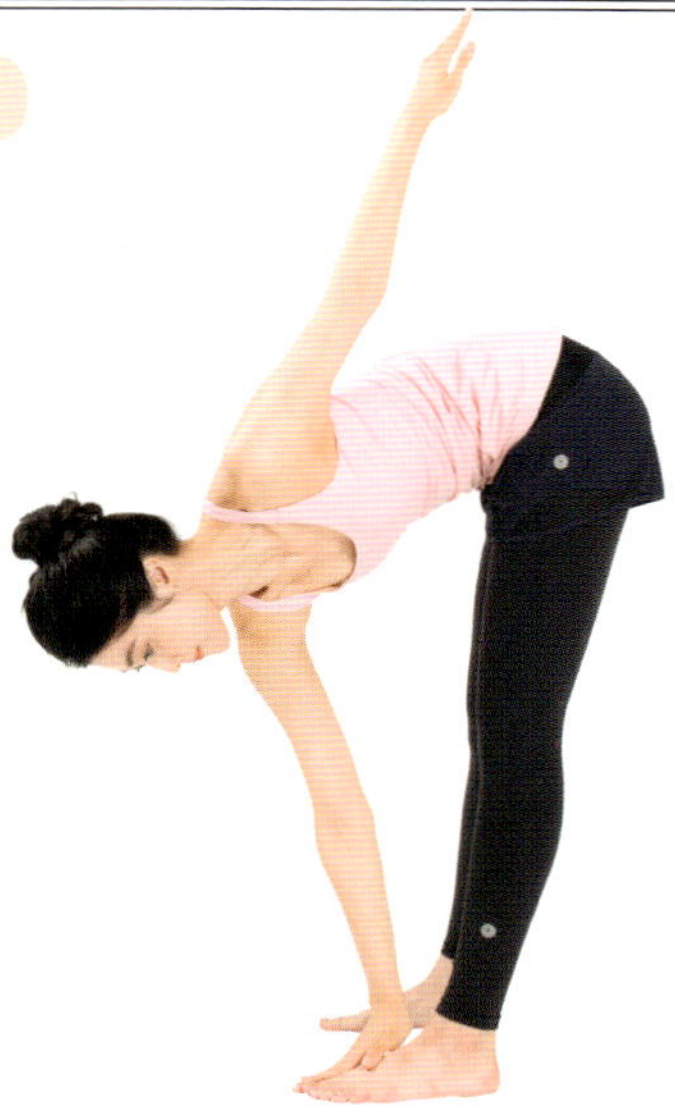

1 脚を肩幅に開き、まっすぐ立った状態から前屈する

2 背すじを伸ばしたまま上体を左右にひねる

TYPE

D 骨盤が後傾している

腰にタオルをあてて仰向け

3～5分

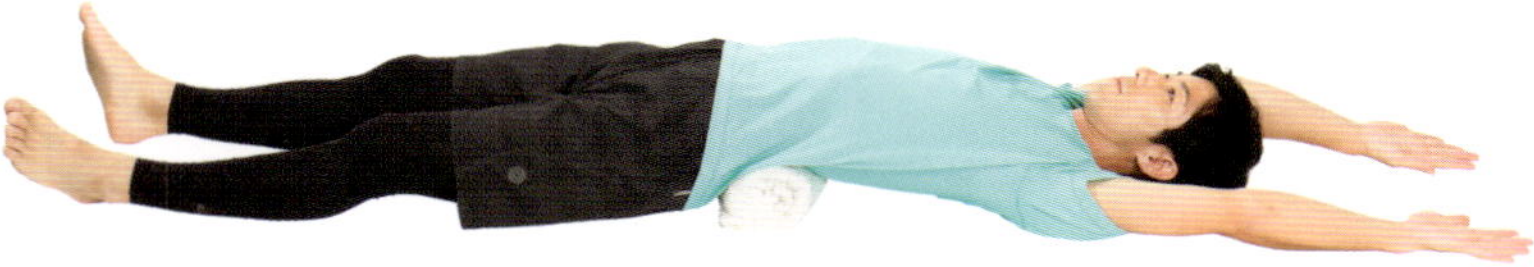

タオルが骨盤にあたるように床に置いて、両手を頭上に伸ばす。手の平を上にして仰向けになりリラックスする

後ろ反り

10秒×3セット

1 脚は肩幅に開き、背すじを伸ばしてまっすぐ立つ

2 手を腰に置いて後屈する。あごを上げて頭の重みを利用して後ろへ反る

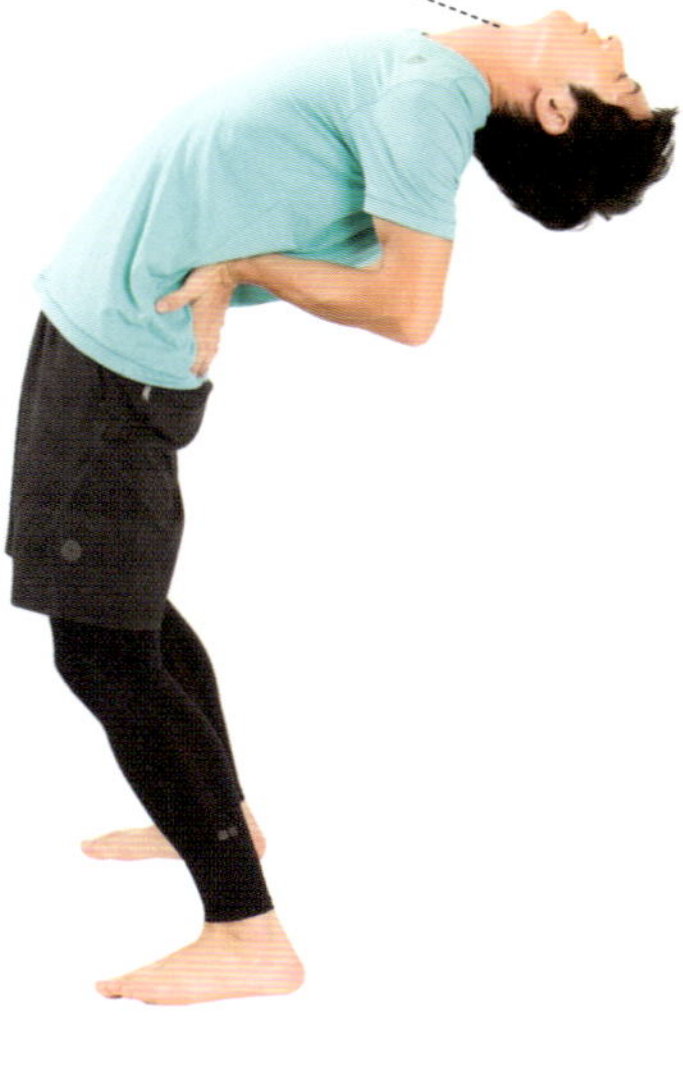

TYPE E

骨盤の間が広がっている

腰にタオルをあてて内股で仰向け

3〜5分 \寝るだけでダイエットポーズ!/

親指をつける

手の平を下に向けて小指をつける

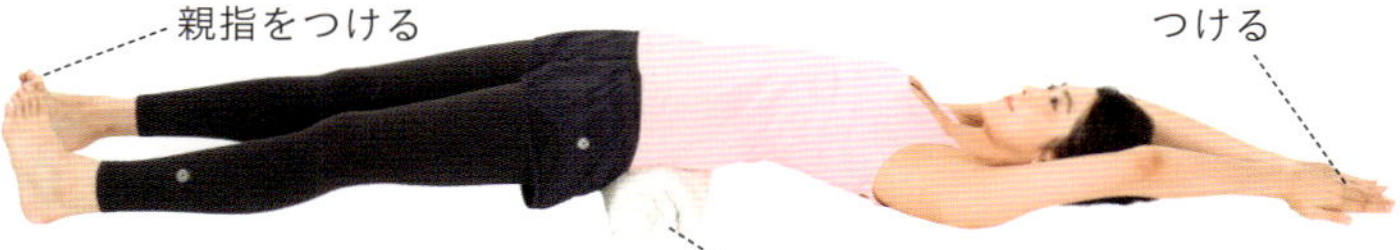

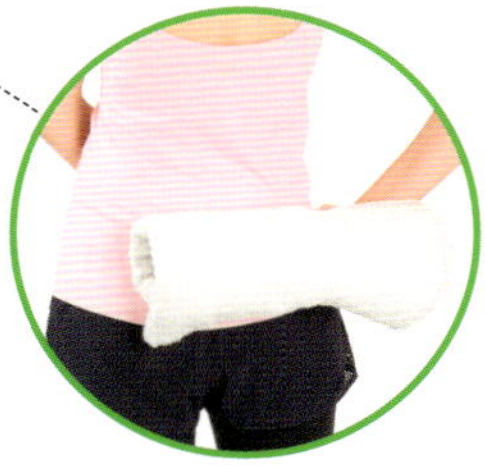

タオルの上部がへその裏のラインと重なるように床に置く

タオルが骨盤にあたるように床に置いて、両手を頭上に伸ばして仰向けになる。手の平は下にして両手の小指をつけ、両足の親指をつけて内股でリラックスする

後ろ反りして上体ひねり

左右10秒×3セット

1 脚を肩幅に開き内股にして、背すじを伸ばしてまっすぐ立つ

2 両手を頭上に伸ばして手を組み、後屈しながら上体を左右にひねる

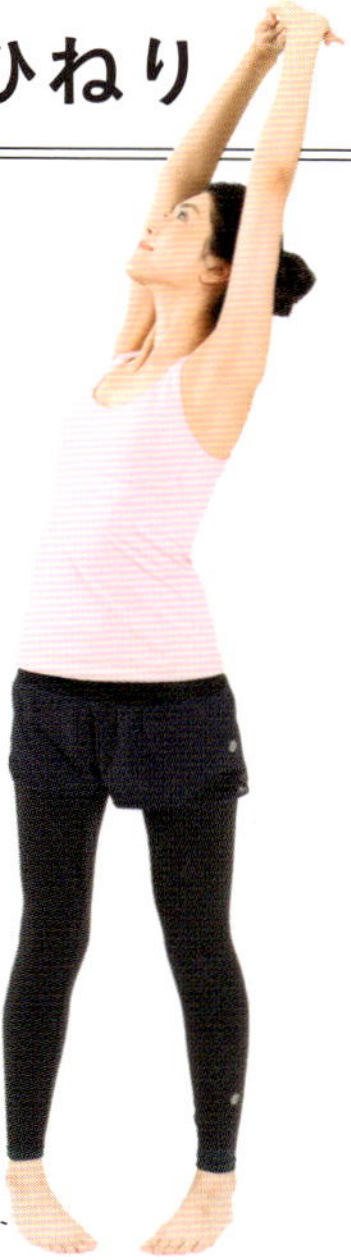

内股で

TYPE
F
骨盤の間が狭まっている

前屈&足首もち

10秒×3セット

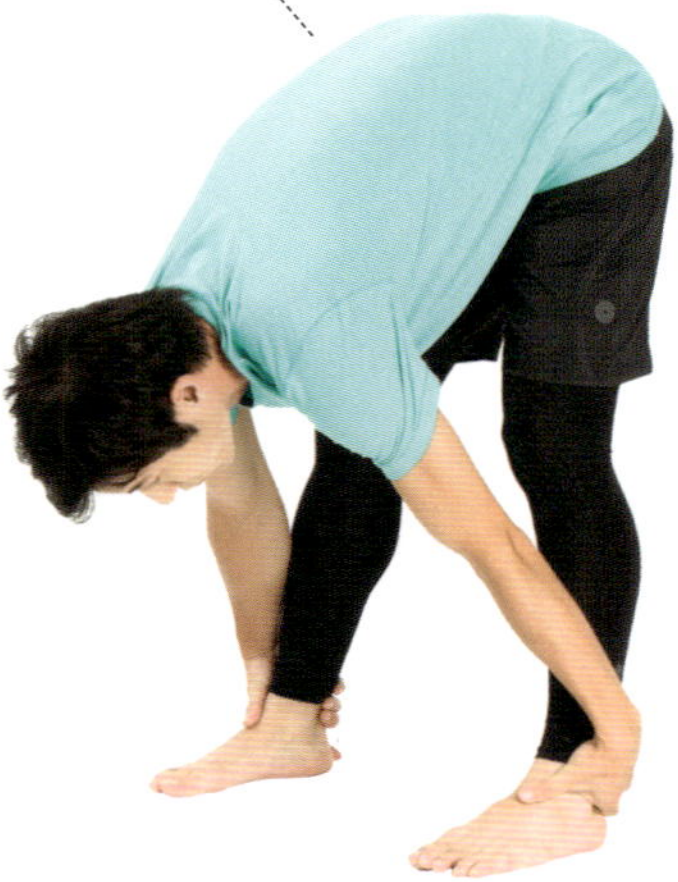
背すじはなるべく伸ばす

脚は肩幅に開き、上体を前に倒して手で足首を持つ。背すじはなるべく伸ばして、胸を脚に近づけていく

仰向けでひざ屈伸

10秒×3セット

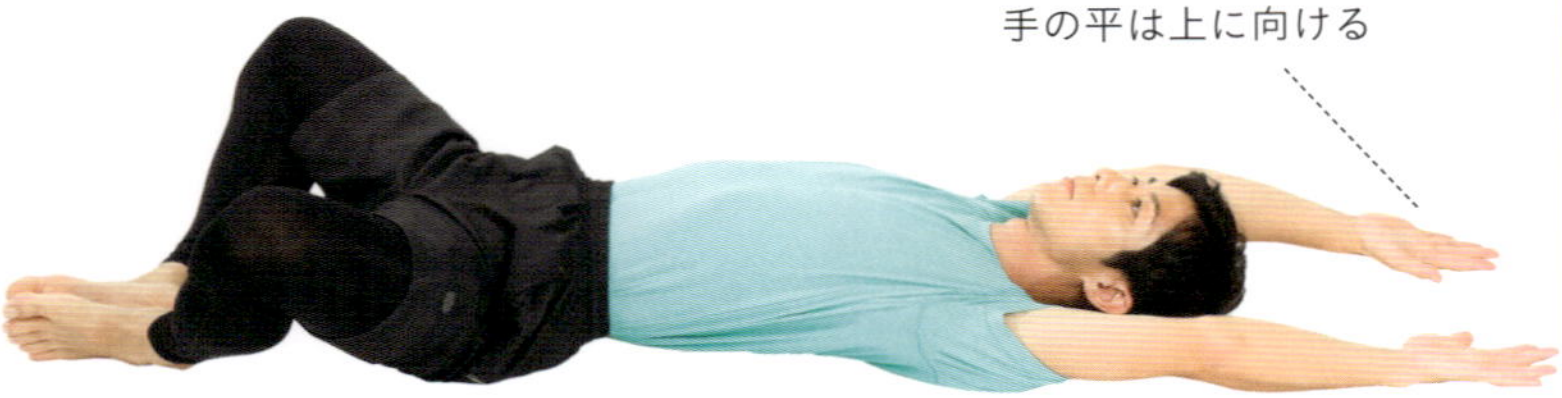
手の平は上に向ける

1 仰向けになり、ひざを曲げる。手は頭上に伸ばして手の平を上に向ける

2 かかとを合わせて、ひざを体の外側に倒して股関節をストレッチする。ひざは倒せるところまででOK

TYPE G

骨盤が左か右に向いている

横座り

左右10秒×3セット

正座をしてから背すじを伸ばしたまま脚を崩し、横座りをする。左右行ってみて、やりにくいほうを重点的に行う

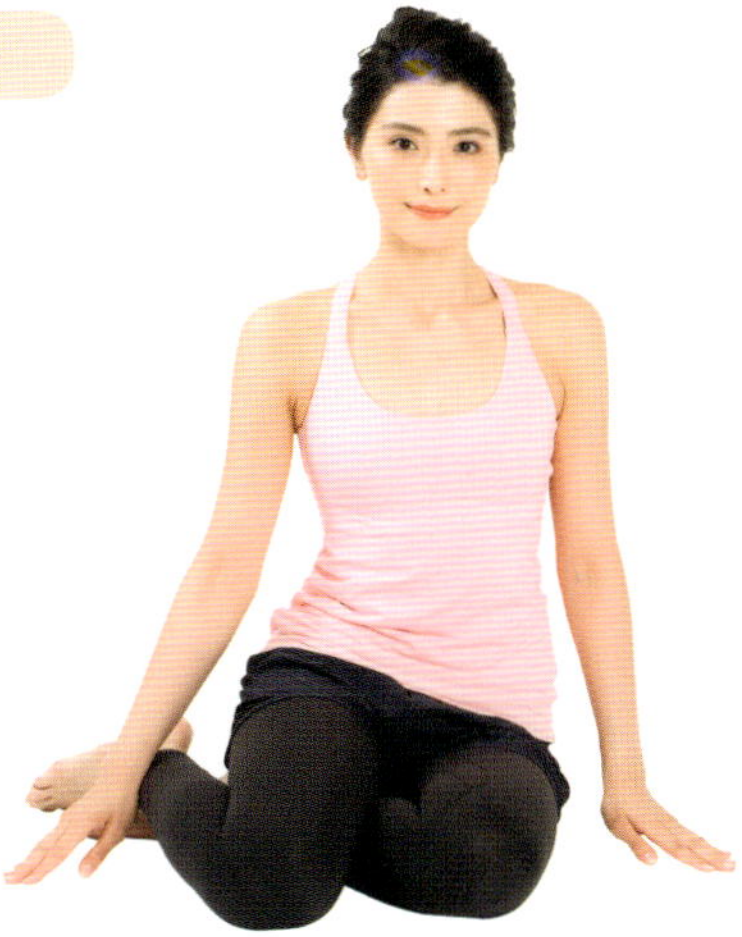

仰向けでひざ倒し

左右10秒×3セット

肩が浮かないように

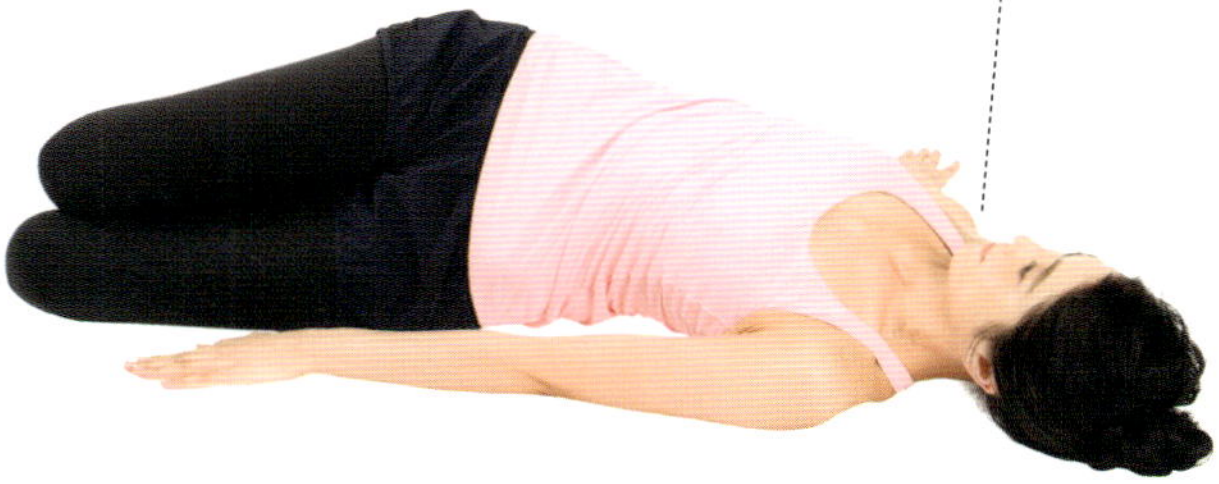

1 仰向けになり、ひざを曲げる

2 両肩を床につけたまま、ひざをゆっくりと左右に倒していく。倒せるところまででOK

column 1

腰痛の人は寝返りできない?

みなさんは、寝相はいいですか、悪いですか？　大人になって「寝相が悪い」というと、あまりいいイメージではありませんが、じつは寝相を悪くする原因である寝返りは、体のためにはとても大切なものなのです。寝返りには、血流をよくしたり体にかかる負担を軽くしたり熱や湿気の調節をしたりといった役割があります。その中でもとくに重要なのが、骨盤や体のゆがみを修正するという自然治癒力です。

さまざまな説がありますが、寝相がよくて寝返りをうたないほうが体には悪く、腰痛の原因にもなるといわれています。睡眠中の６〜７時間、寝相がいい人の体内では、内臓が腰を圧迫する、骨盤周りの血流が滞るなど腰に悪い状態が続きます。

手っ取り早く寝返りの回数を増やすためには、まず自分に合った寝具を選ぶことがおすすめです。

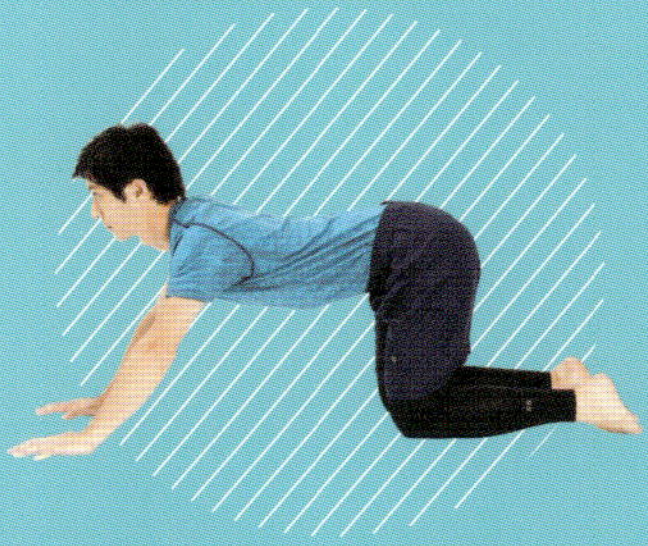

[PART 2]

不調別
骨盤リセット・
ストレッチ

腰痛、肩こり、頭痛、疲れ目、不眠など、日々のちょっとした体の不調を改善するストレッチと筋トレをご紹介します。

腰痛に効く！

腰痛にはぎっくり腰と呼ばれる症状を含む急性腰痛症と、慢性的に痛む慢性腰痛症があります。主な原因は腰周辺の筋肉疲労。それを引き起こすのが、骨盤のゆがみです。腰から背中にかけての筋肉をストレッチすることで骨盤のゆがみが整います。

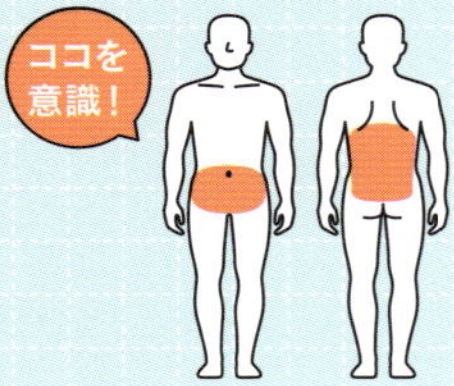

腰ひねり

10秒キープ／左右5回

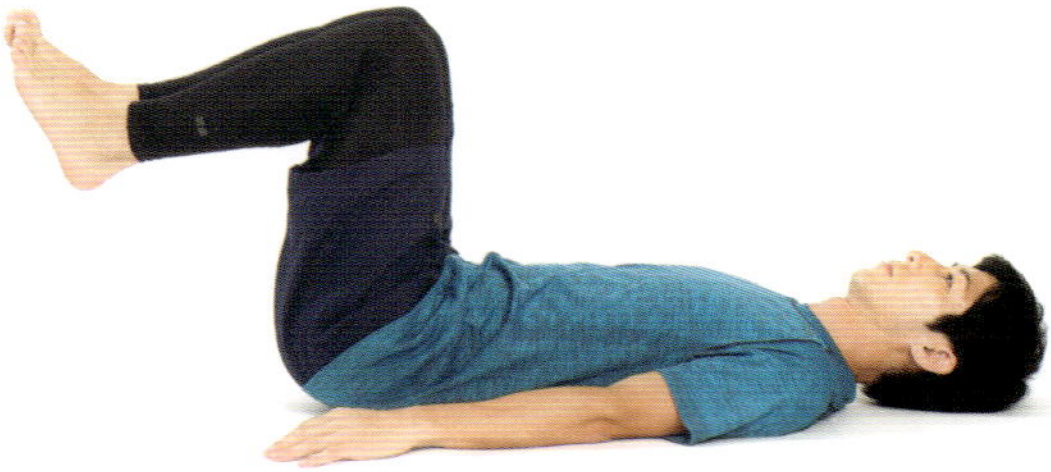

1

仰向けに寝て、
脚を上げて股関節と
ひざを90度に曲げる。
手の平を床につける

POINT 脚は床につけない

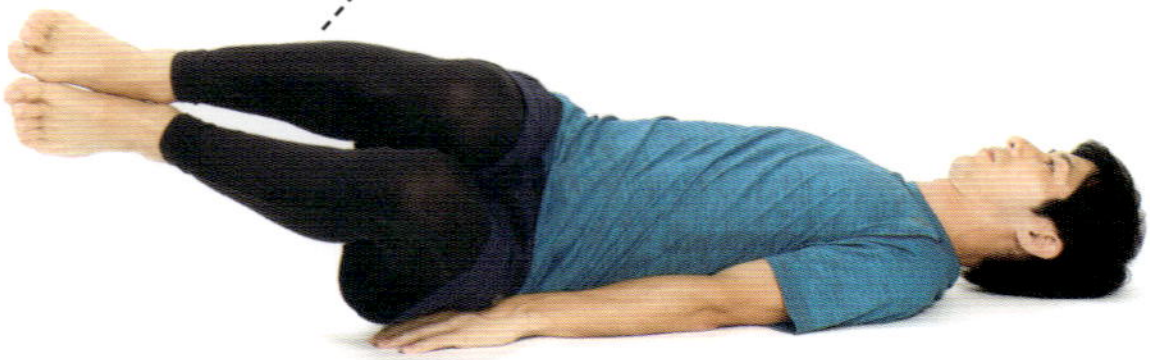

2

上体は動かさずに
腰を左にひねり、
脚を床に近づける

POINT 両肩が床から離れないように注意

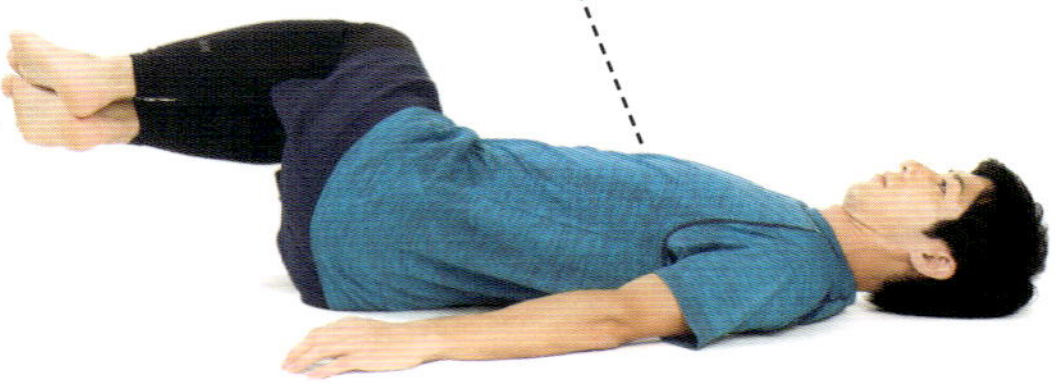

3

同様に腰を右にひねる。
反動を使わず、ゆっくりと行う

腰丸め&腰反らし

10秒キープ／5回

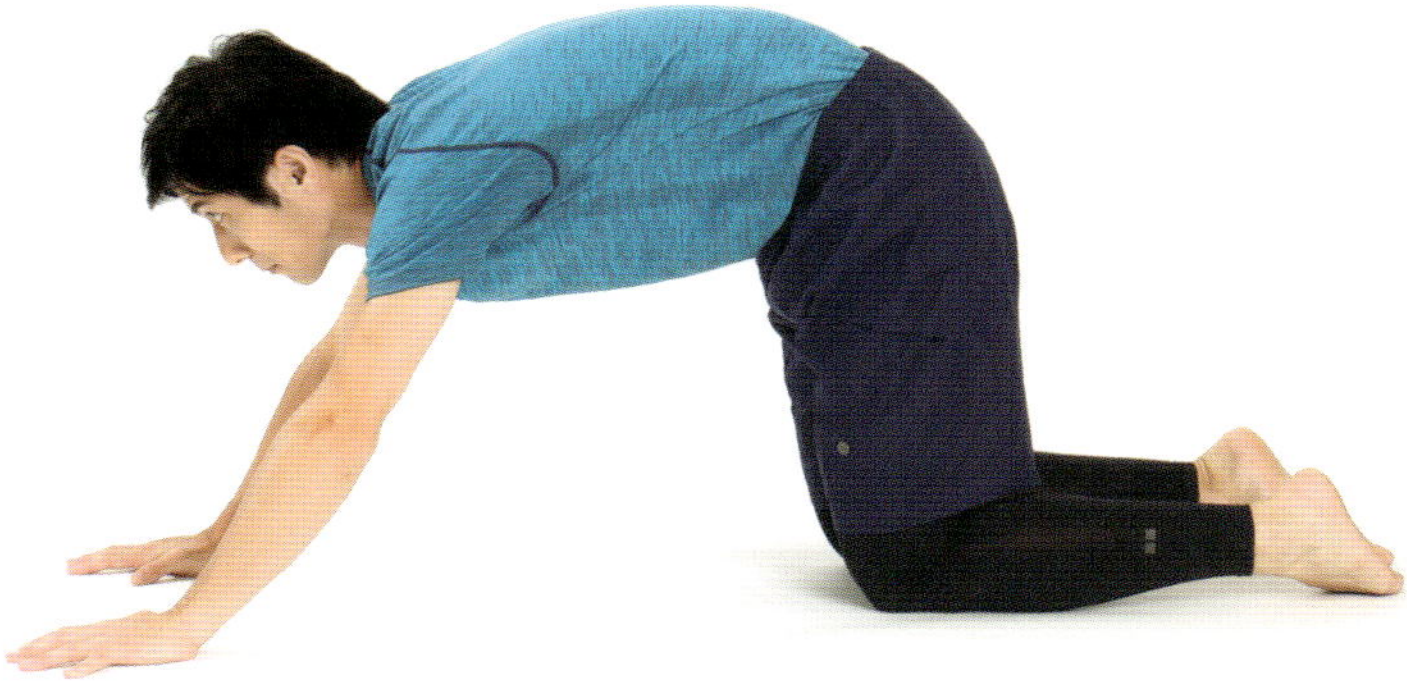

1 手は肩幅に、脚は腰幅に開いて四つんばいになる。みぞおち付近を中心に背中を丸める

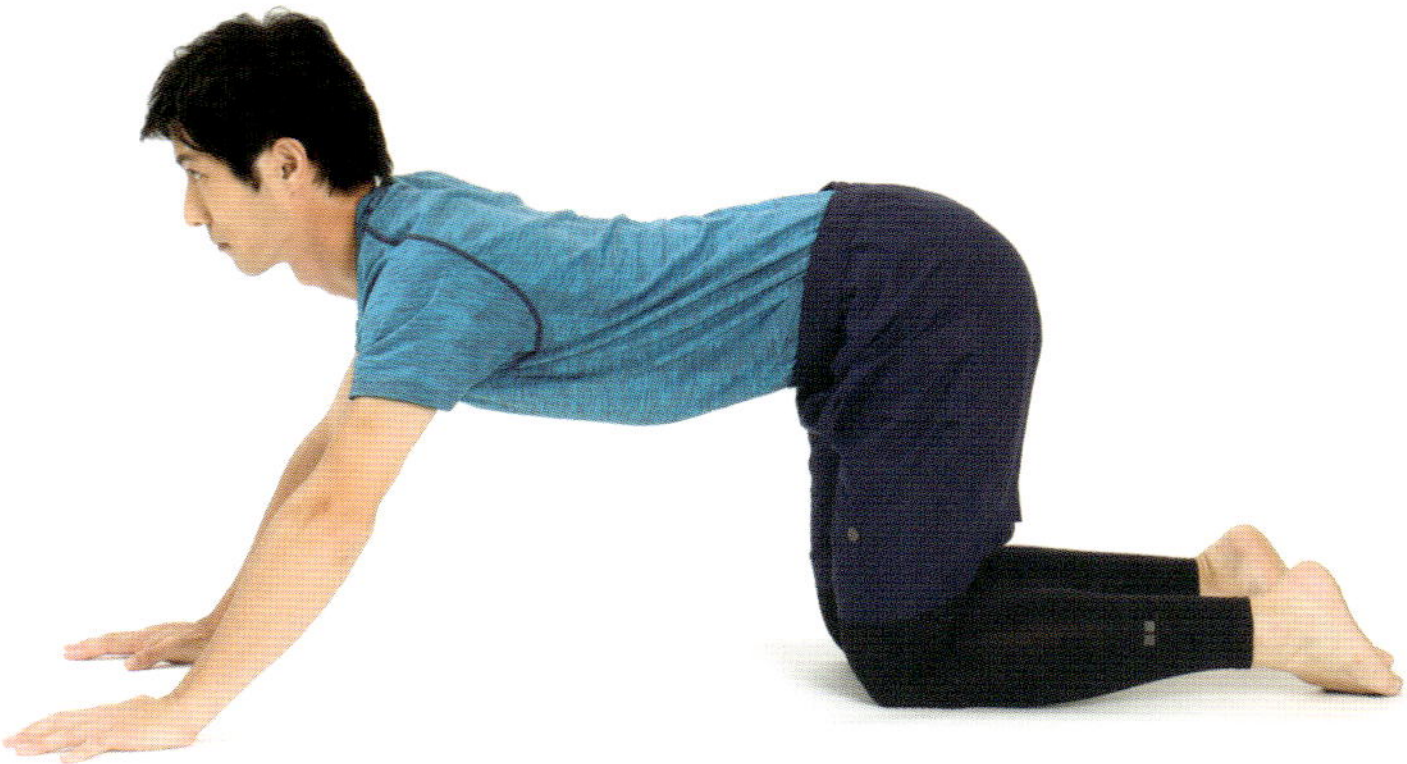

2 顔を上げながら、お尻を突き出すようなイメージで背中を反らせていく

肩こりに効く！

日本人の約7割が患うともいう肩こり。最大の原因は、背中が丸まった姿勢の悪さ（猫背）です。猫背も、もとをたどれば土台となる骨盤のゆがみから起きるもの。肩をもむより、収縮した胸やおなか、太ももの筋肉を伸ばすと、姿勢がよくなり肩こりが改善されます。

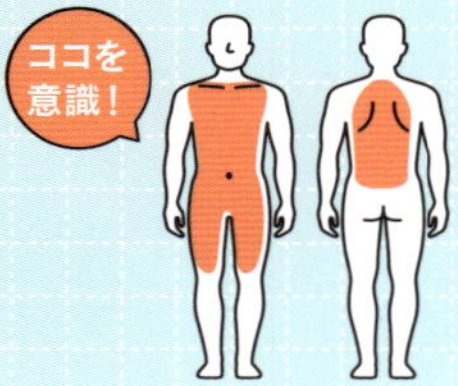

バンザイして腰反らし

10秒キープ／3回

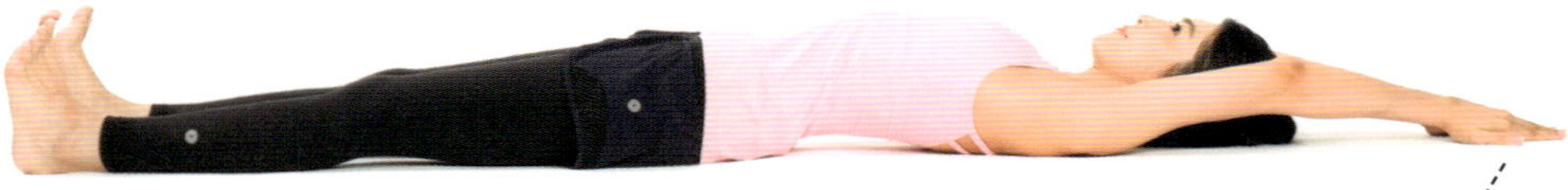

1 仰向けになり、手を頭上に伸ばして手の平を床につける

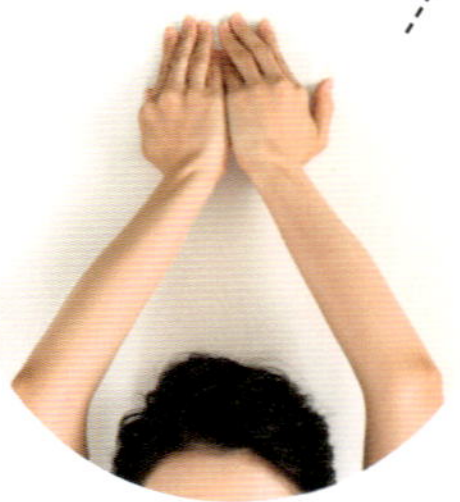

両手の小指をつける。こうすると、肩甲骨の間が狭まり胸が開く

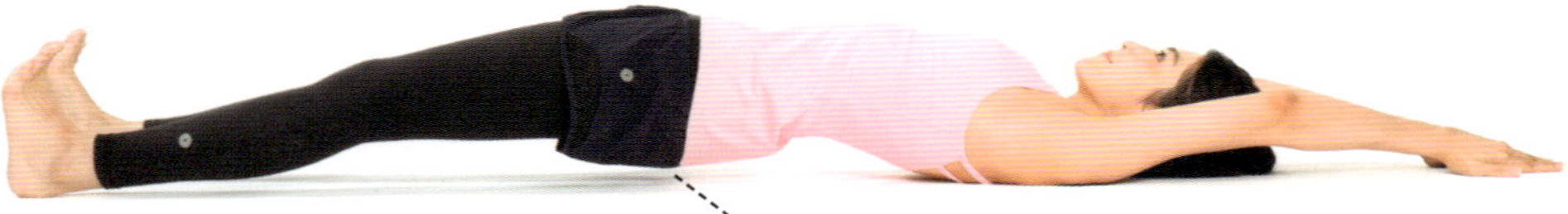

POINT お尻をキュッと締めるイメージで

2 手の平と背中、かかとは床につけたまま、腰を浮かす

正座して上体反らし

10秒キープ／3回

1 正座をして上体を後ろへ倒し、指先を後ろへ向けて手の平を床につける

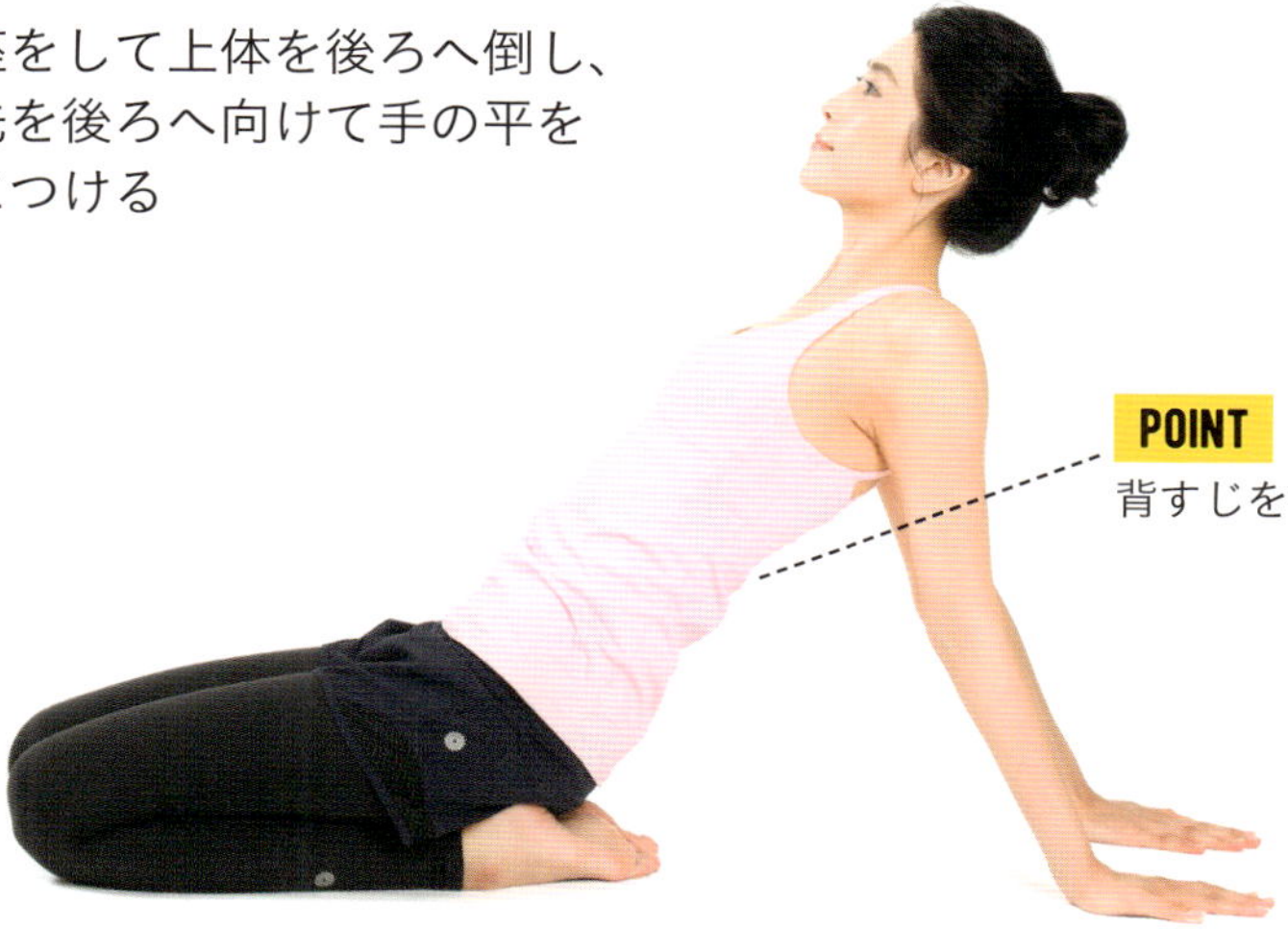

POINT
背すじを伸ばす

2 腰を斜め上に持ち上げて、上体を反らす

POINT
あごを上げる

POINT
ひざから頭までが一直線になるようなイメージで

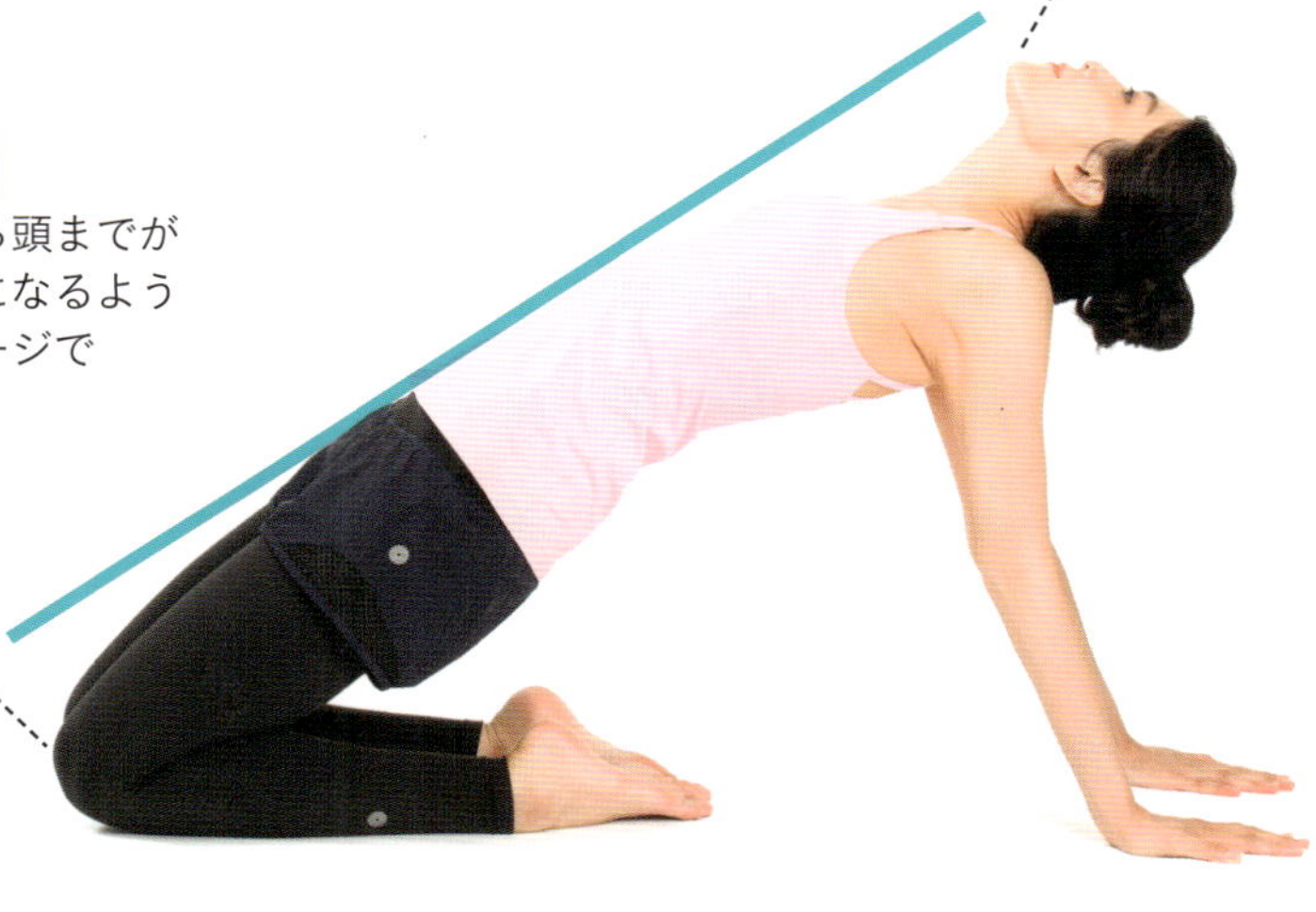

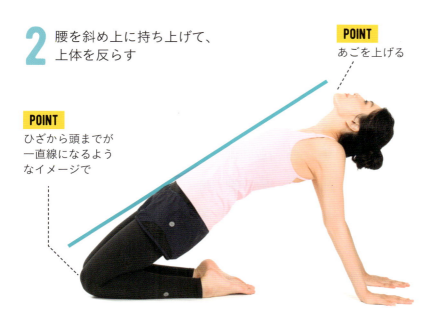

頭痛に効く！

頭痛にはさまざまな種類がありますが、原因がわからないものの多くは、緊張型頭痛と考えられます。主な原因は、首や肩のこり、目の疲れなどで血流が滞り、頭蓋骨周りの筋肉が硬くなること。骨盤のゆがみを修正すると、全身の血流がよくなり頭痛が和らぎます。

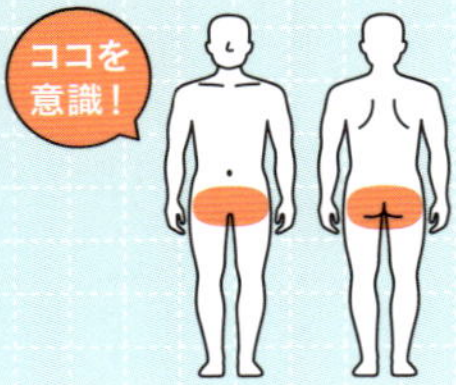

片脚倒し

10秒キープ／左右3回

1 仰向けになり、手の平を床につける。脚を開き、右ひざを立てる

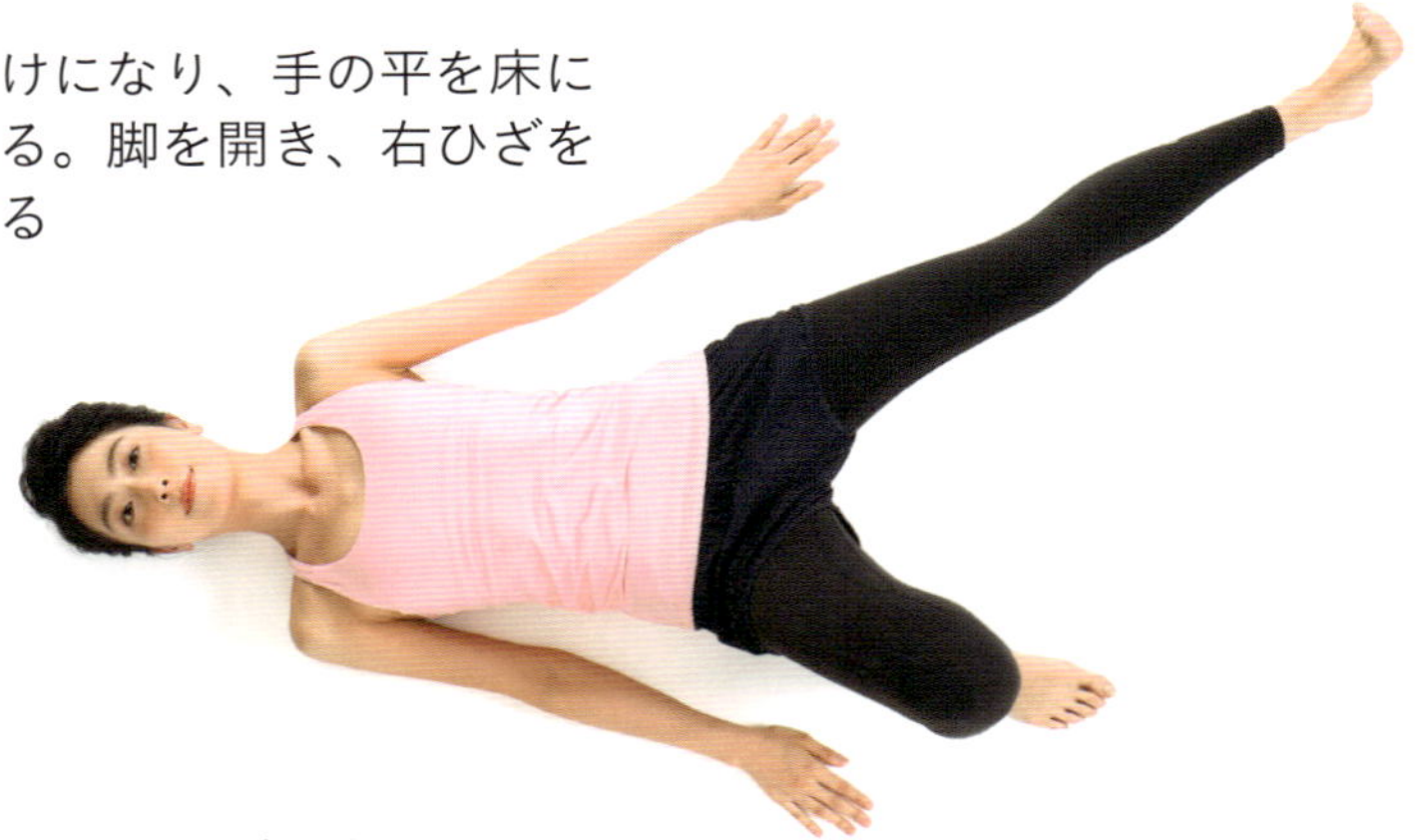

2 そのまま右ひざを内側に倒して、太ももの内側と腰を床につけながら顔を右に向ける。反対側も同様に行う

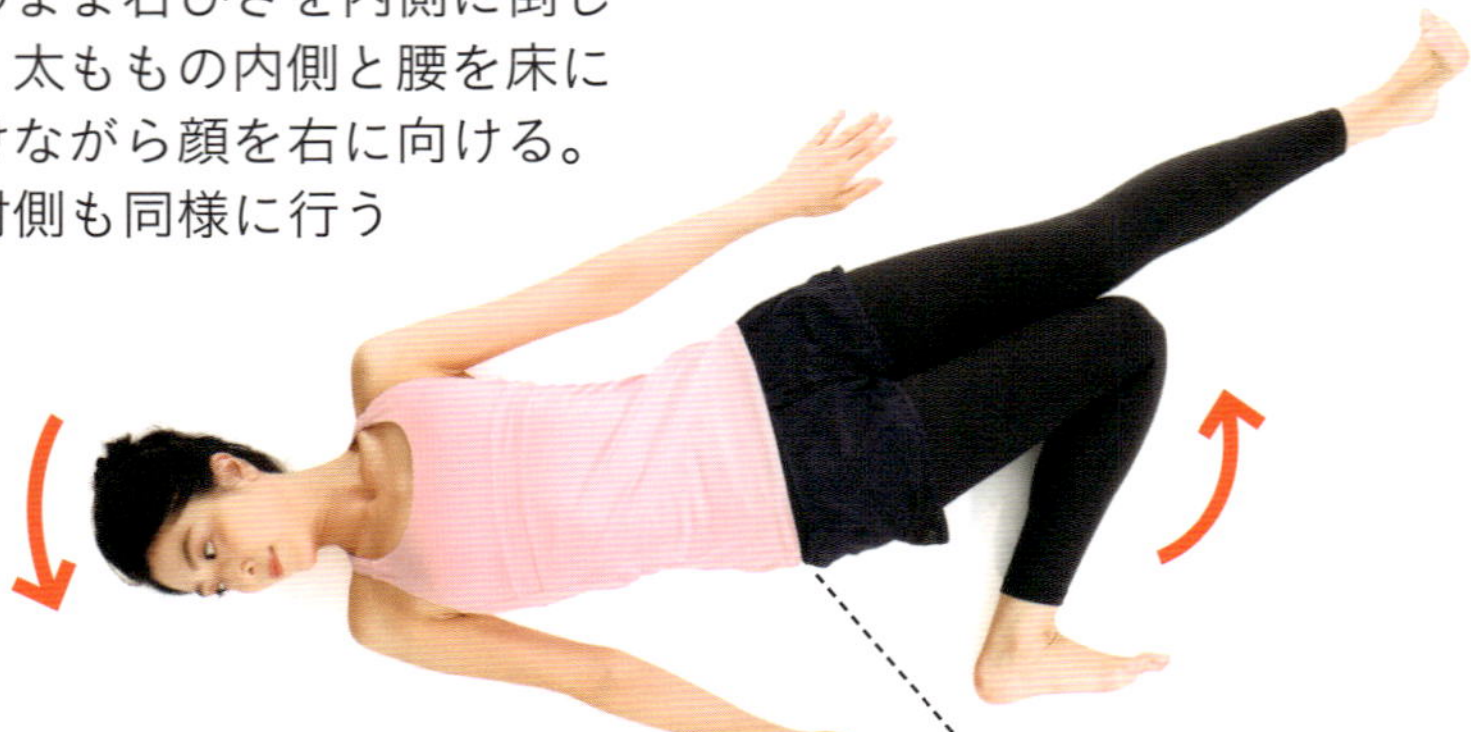

POINT 腰が浮かないように

上体ねじり

10秒キープ／左右3回

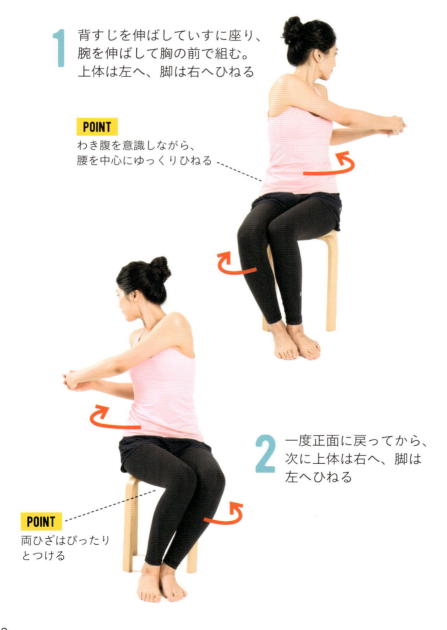

1 背すじを伸ばしていすに座り、腕を伸ばして胸の前で組む。上体は左へ、脚は右へひねる

POINT
わき腹を意識しながら、腰を中心にゆっくりひねる

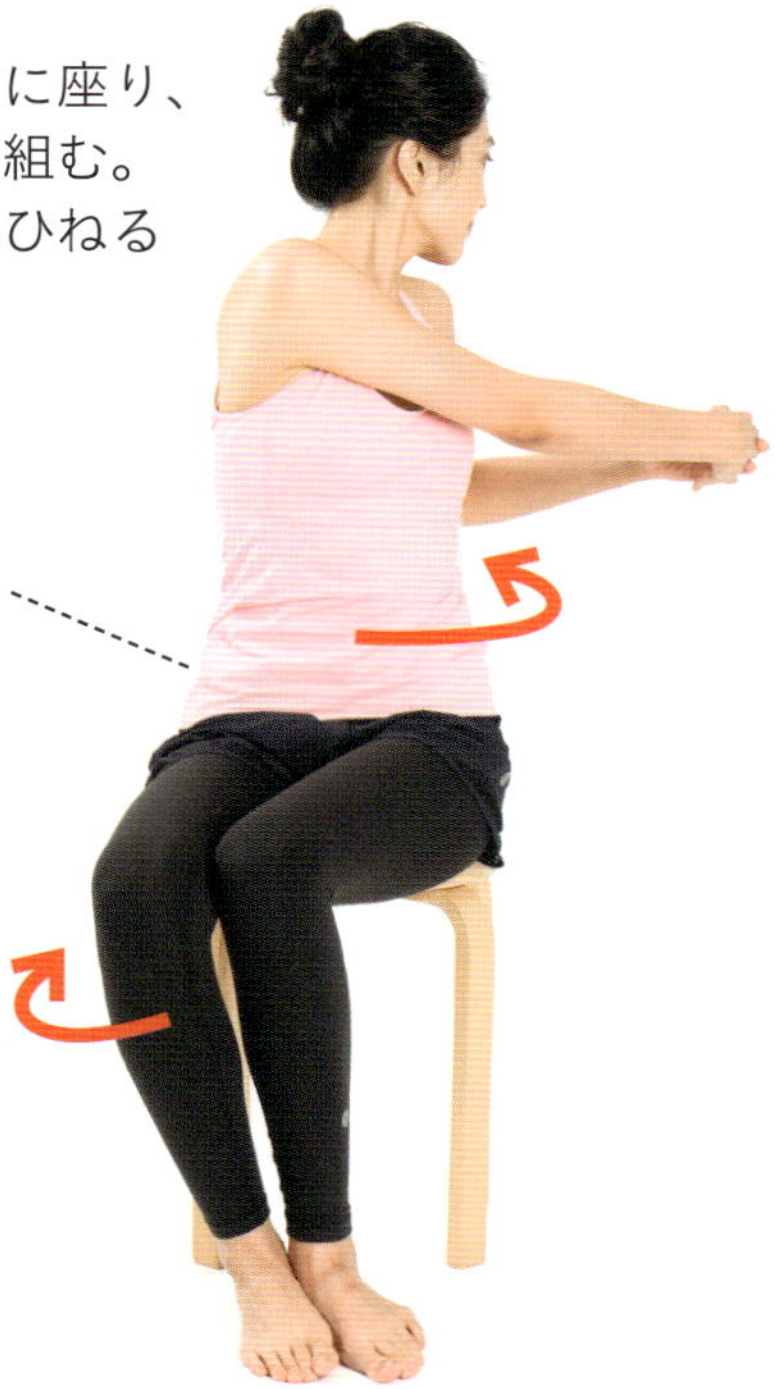

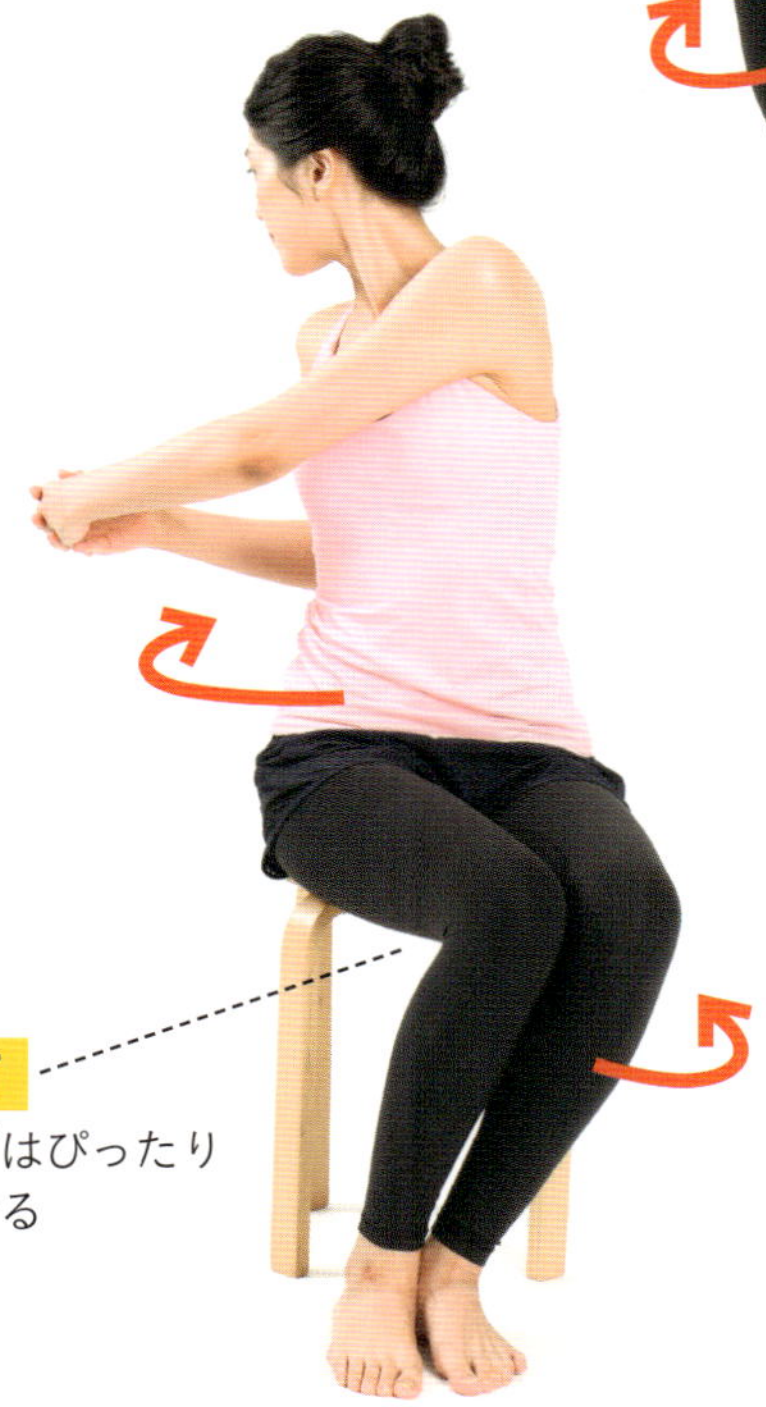

2 一度正面に戻ってから、次に上体は右へ、脚は左へひねる

POINT
両ひざはぴったりとつける

疲れ目に効く！

疲れ目は、目を酷使することで、眼球を支える筋肉や目のピントを合わせる筋肉が疲労して起きます。また、骨盤のゆがみが頭蓋骨のゆがみを引き起こし、目の神経を圧迫することも。首の筋肉をほぐし、頭蓋骨の縫合を緩めると、血流や神経伝達が活発になります。

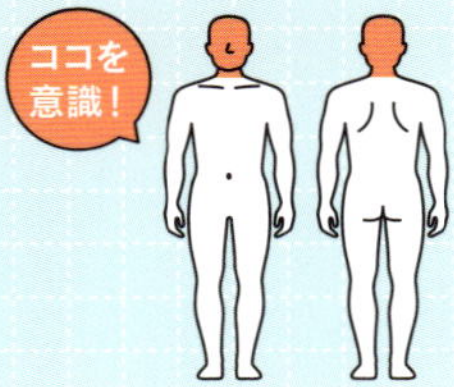

首反らし&ねじり

10秒キープ／左右3回

1 背すじを伸ばしてまっすぐ立ち、腰に手をあてる。少し上体を反らして、あごを上げて天井を見る

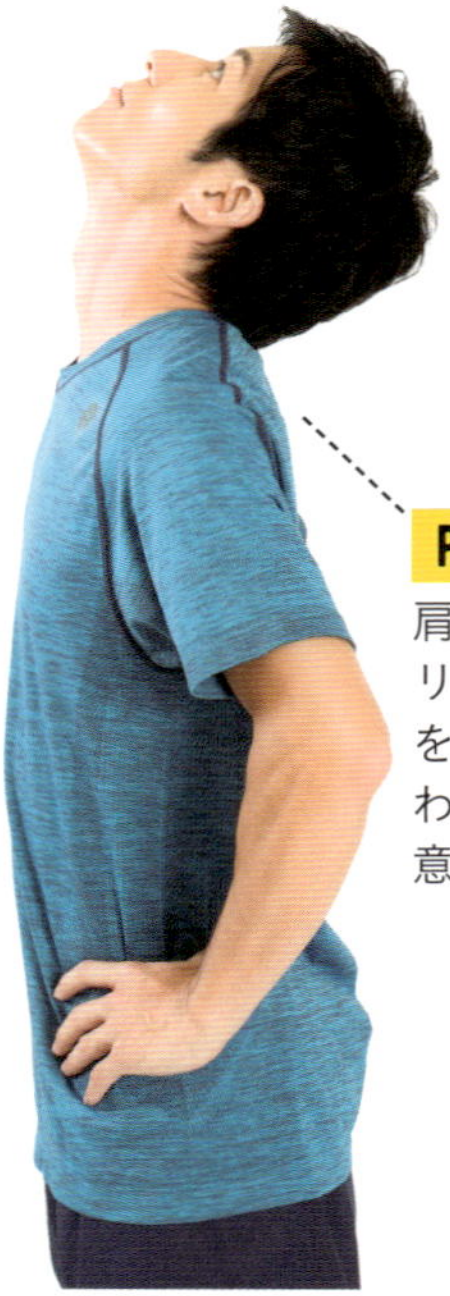

POINT 肩の力を抜いてリラックス。肩をすくめてしまわないように注意

2 あごを上げたまま左斜め上を見る。反対側も同様に行う

POINT あごは上げたまま

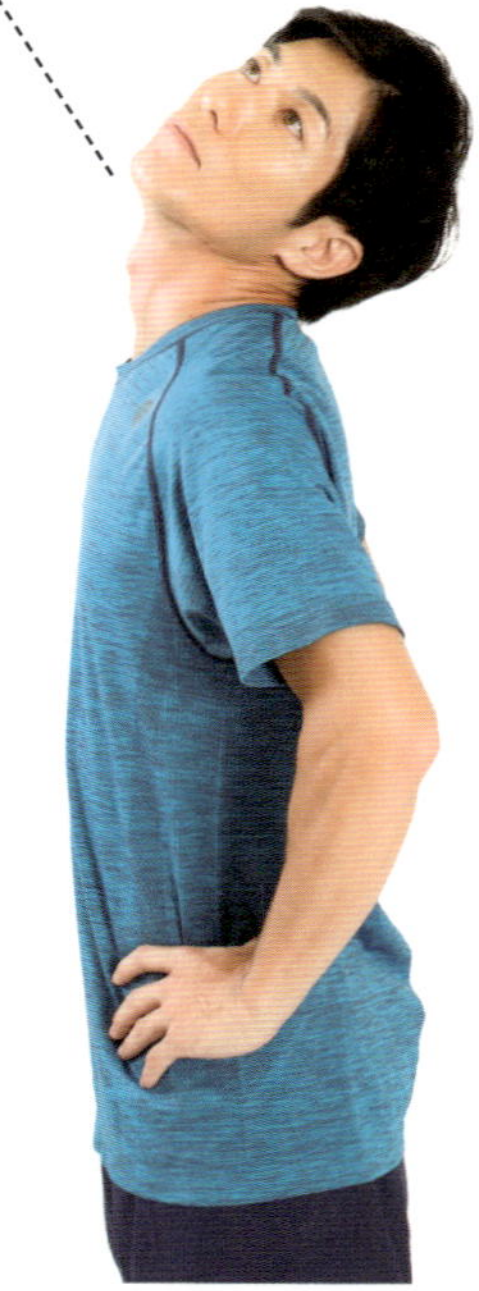

頭蓋骨調整

10秒キープ／左右3回

POINT

親指と中指、薬指で
額をつかむ

1

背すじを伸ばしてまっすぐ立つ。右手で眉尻の上あたり（前頭骨）をおさえる

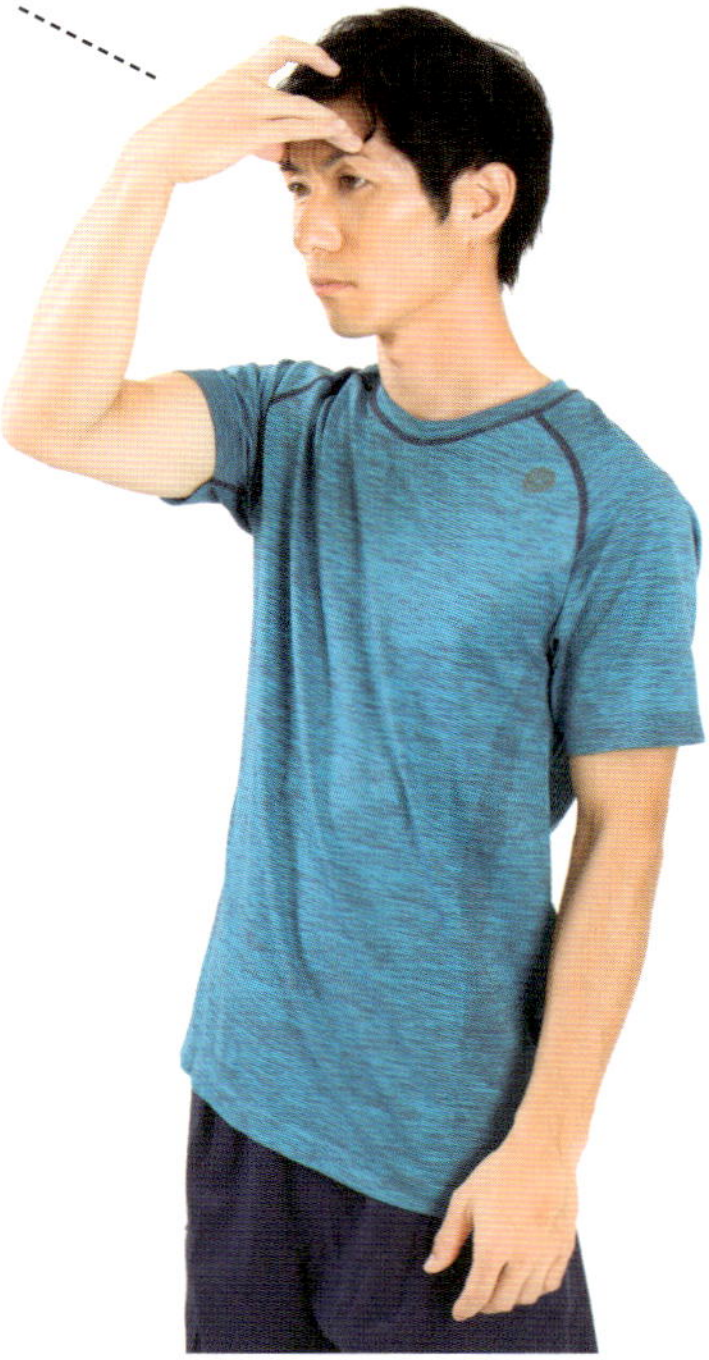

POINT

頭蓋骨の縫合を
緩める

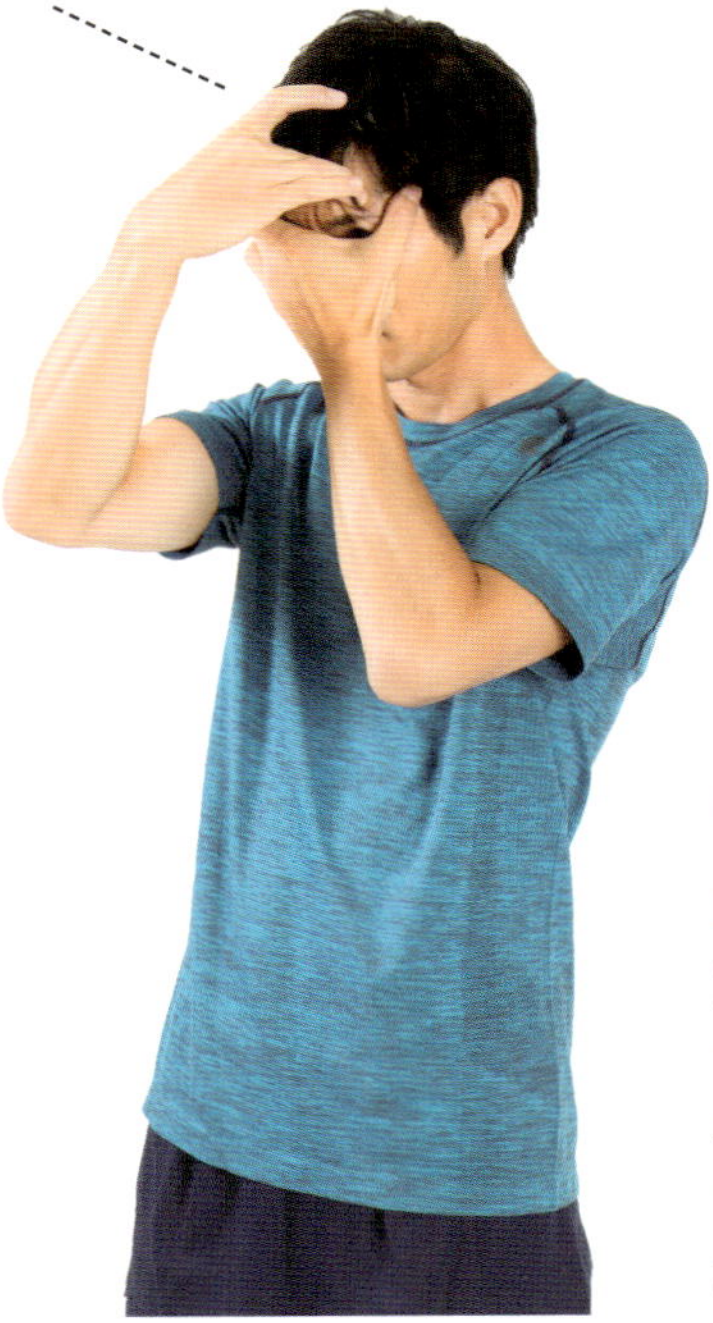

2

左手の親指と中指、薬指でこめかみ（蝶形骨）をおさえる。右手は左へ、左手は右へ動かす。いったん元に戻し、次に右手を右へ、左手を左へ動かす

不眠に効く！

交感神経優位の興奮状態から、副交感神経優位の休息状態に切り替わると眠気が訪れます。この切り替えに効果的なのが、骨盤周りを中心にした全身の筋肉をほぐすこと。とくに収縮しやすい屈筋をほぐすと、心身ともにリラックスでき、よく眠れるようになります。

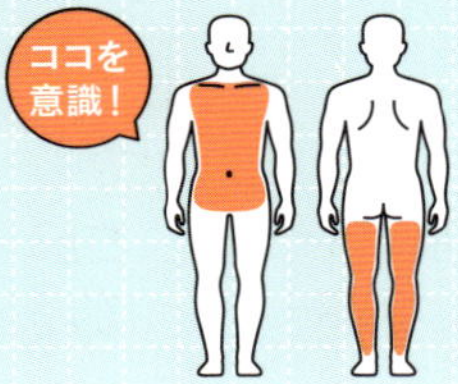

上体反らし

10秒キープ／3回

脚を肩幅に開き、両手を合わせて頭上へまっすぐ伸ばす。上体をゆっくりと後ろへ反らす

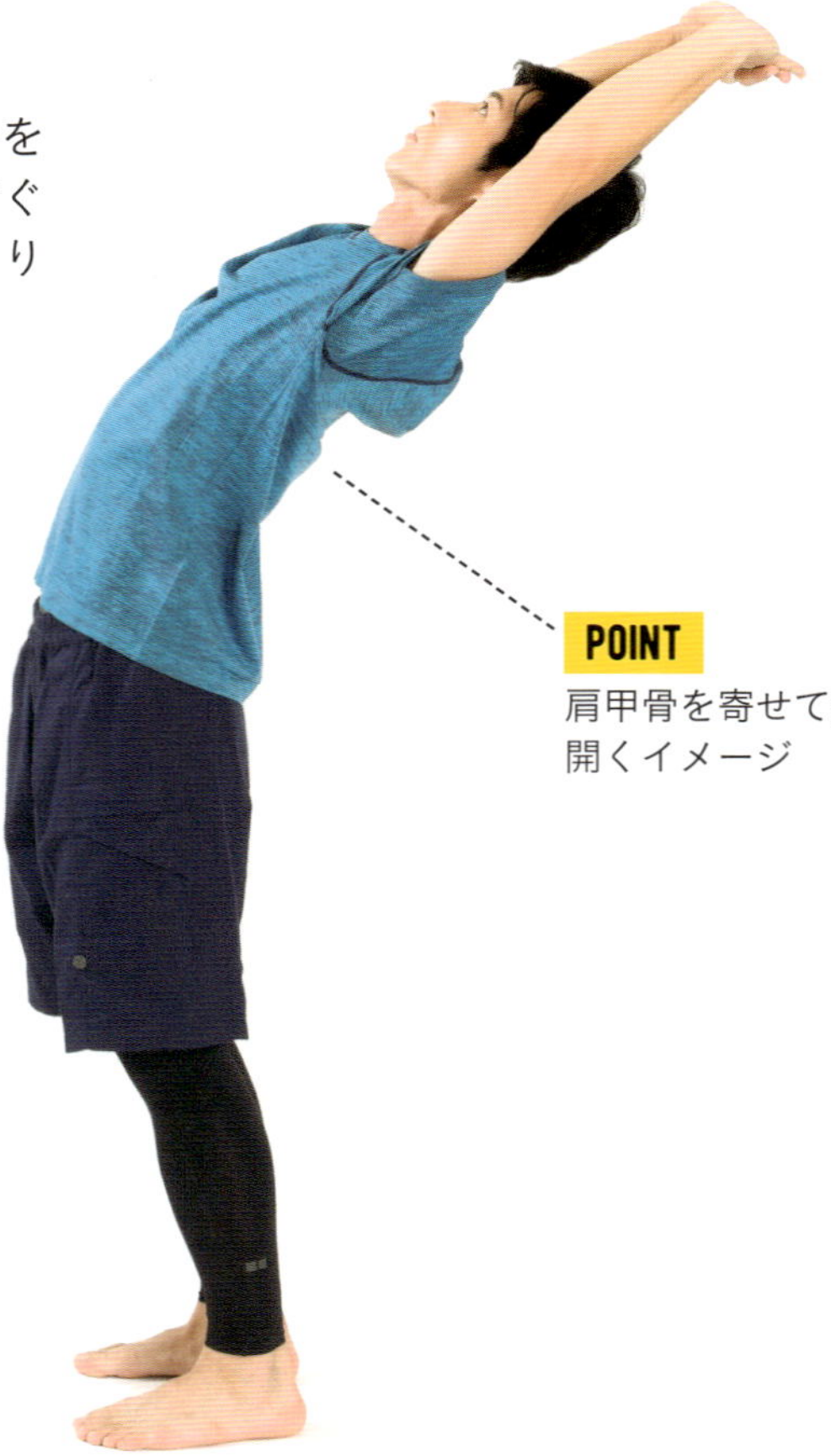

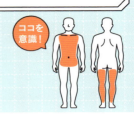

POINT

肩甲骨を寄せて胸を開くイメージ

屈筋伸ばし

10秒キープ／左右3回

いすの前に背すじを伸ばしてまっすぐ立ち、手を腰にあてる。右脚をいすの座面に乗せる。反対側も同様に行う

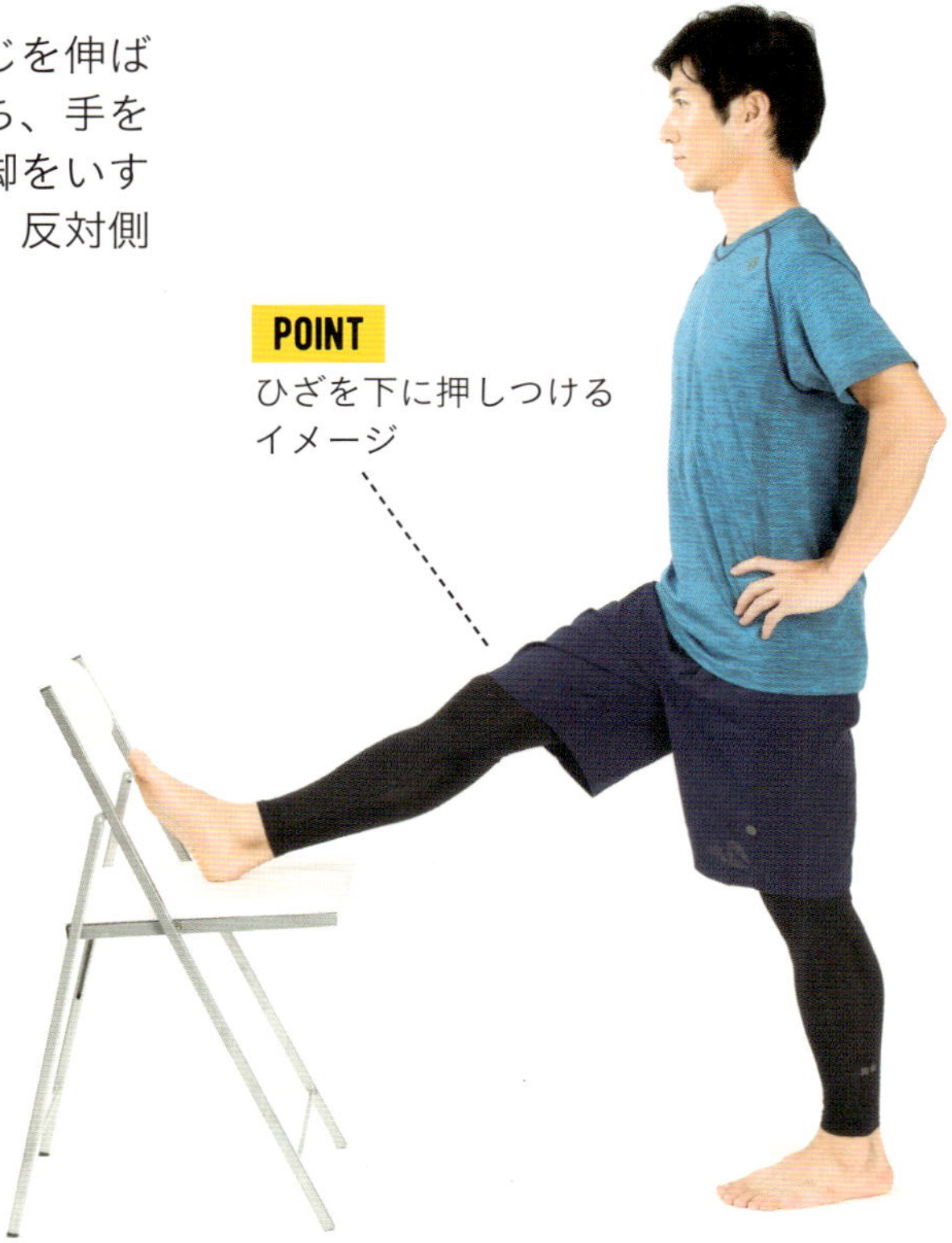
POINT
ひざを下に押しつける
イメージ

HARD

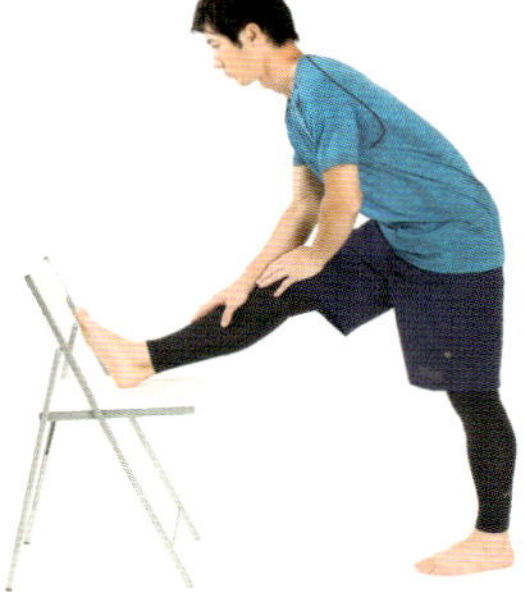

いすの前に背すじを伸ばしてまっすぐ立ち、右脚をいすの座面に乗せる。上体を前に倒しながら両手でひざと太ももを押す。反対側も同様に行う

ストレスに効く！

精神状態が表れやすい場所が首から肩甲骨周りにかけて。ストレスを感じると、首から肩甲骨周りがこり固まり体全体が委縮してしまいます。さらに、仙骨がゆがむと精神的に不安定になるといわれているので、ストレッチで全身をメンテナンスすることが大切です。

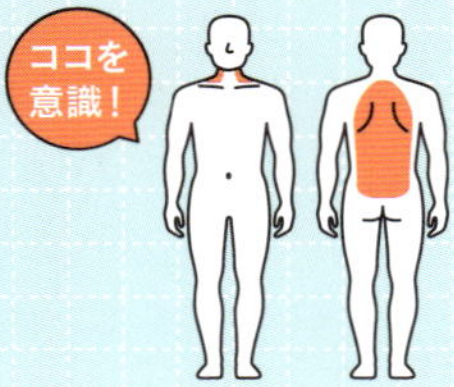

仰向けで上体反らし

10秒キープ／3回

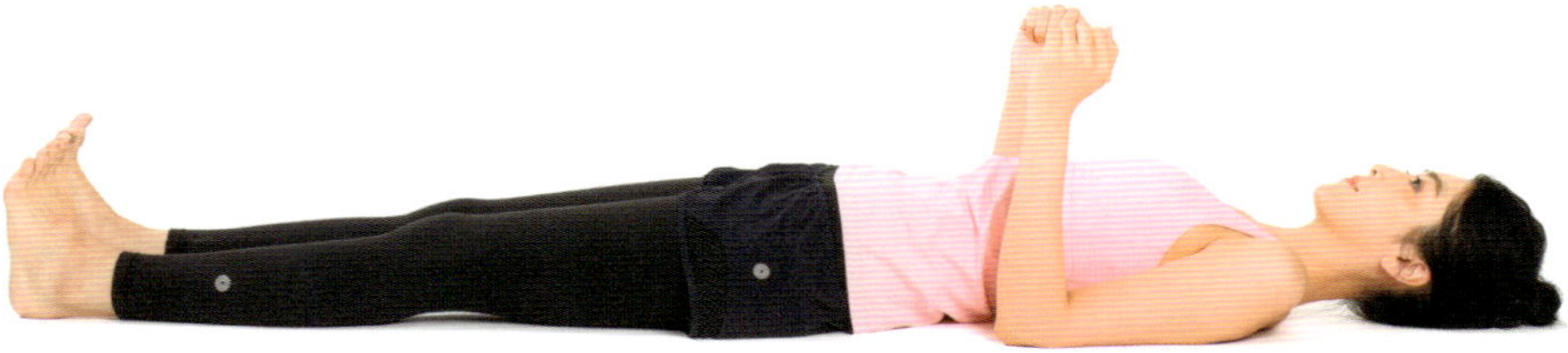

1 仰向けになり、ひじを曲げる

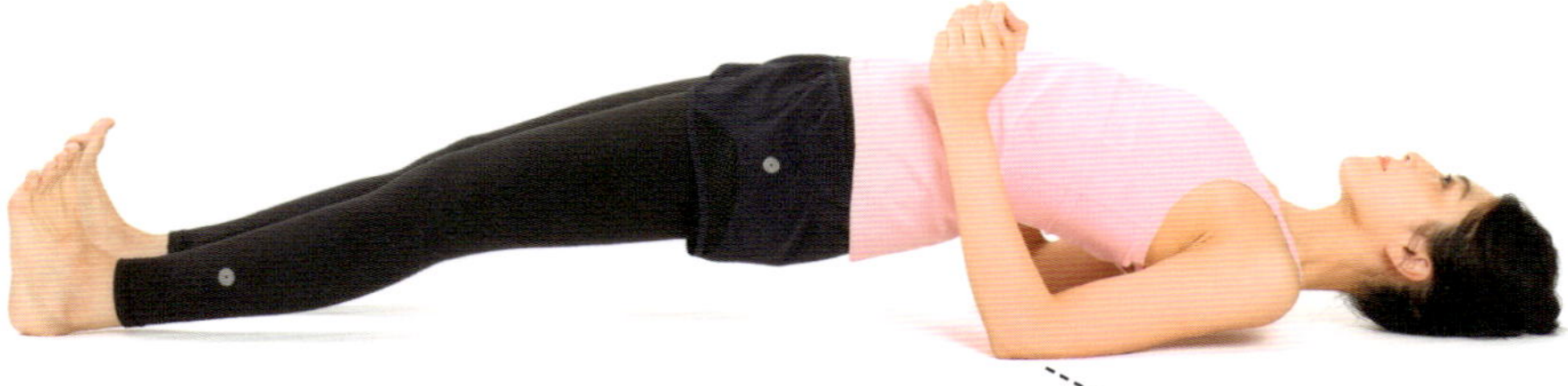

2 ひじに力を入れて、上体を反らせる。頭やひじが痛ければ、ヨガマットやベッドの上で行ってもよい。胸を反らすことが大事なので、このポーズが難しければお尻をつけたままでぐっと胸を反らすだけでもOK

POINT
ひじと頭で上体を支える

↓首倒し

10秒キープ／左右3回

1 背すじを伸ばしてまっすぐ立つ。右手を左の側頭部にそえる

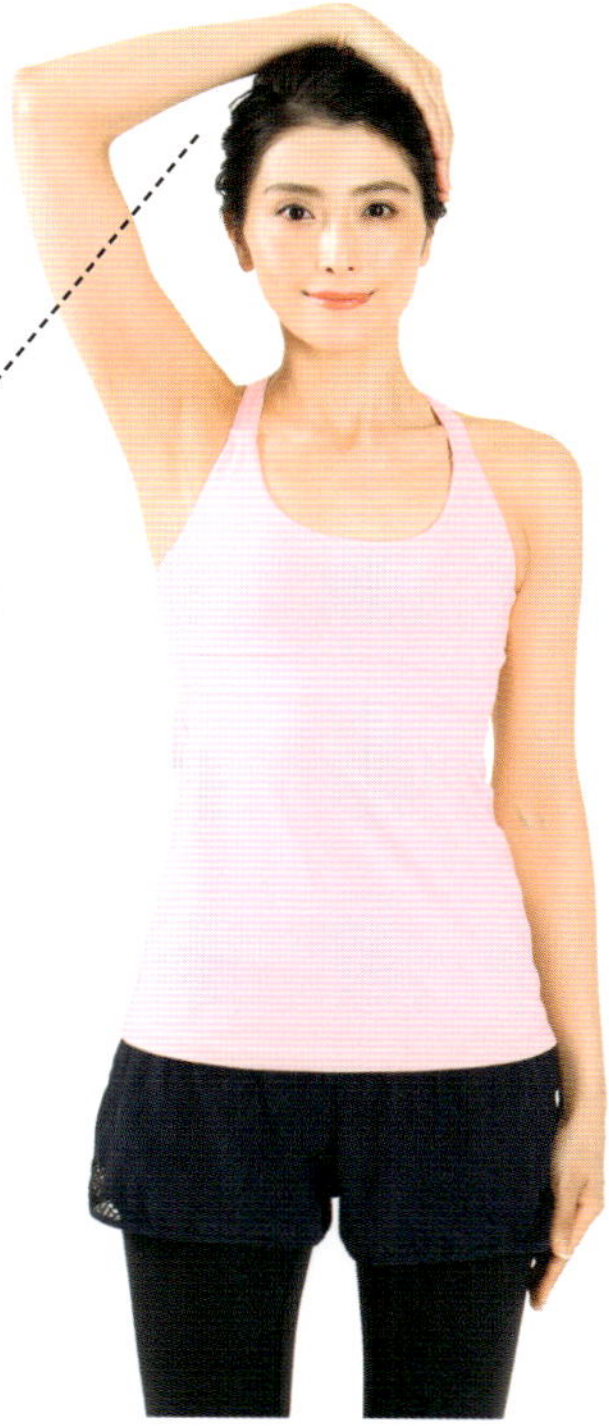

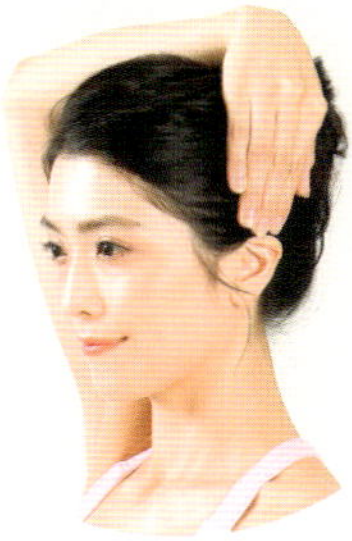

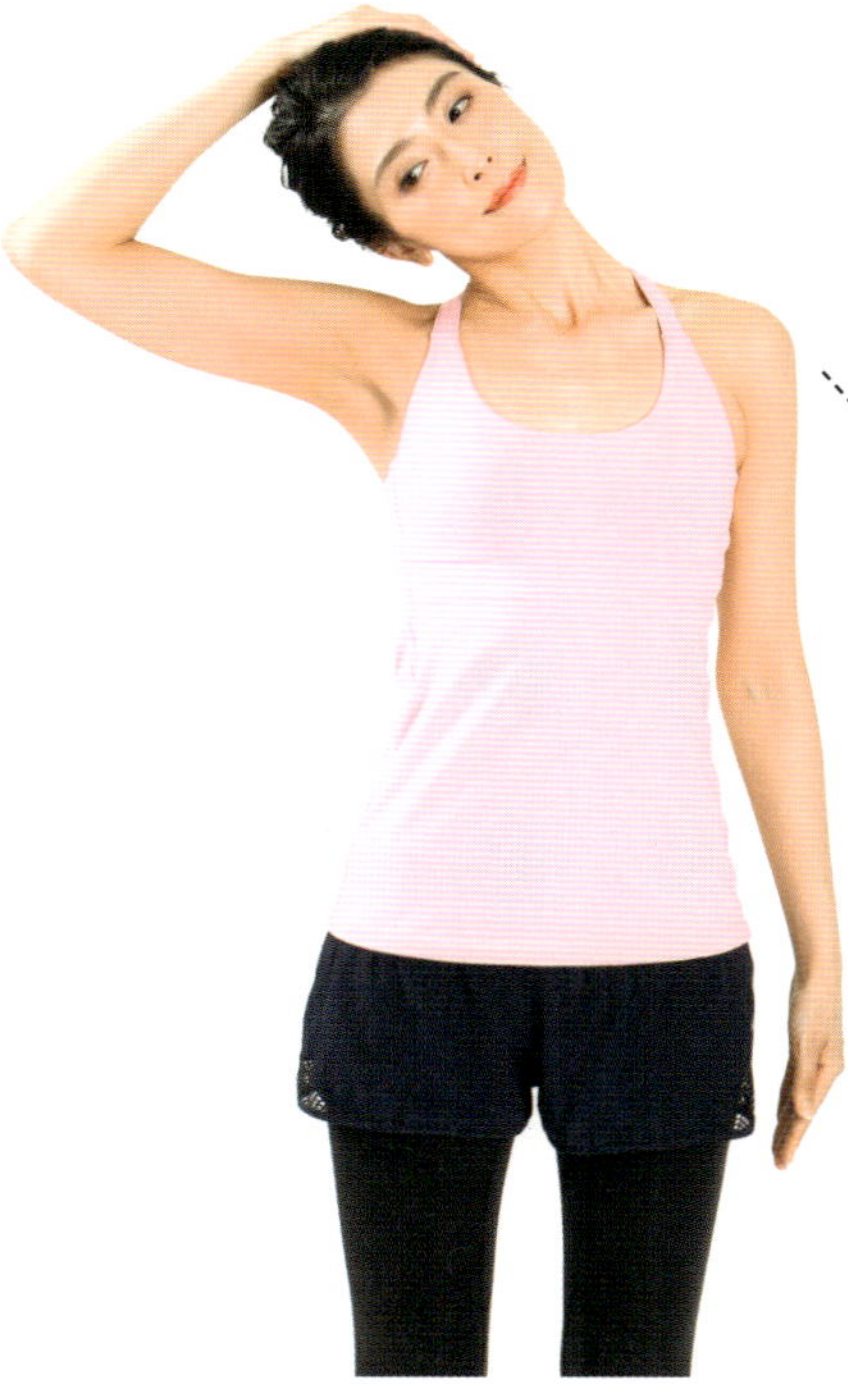

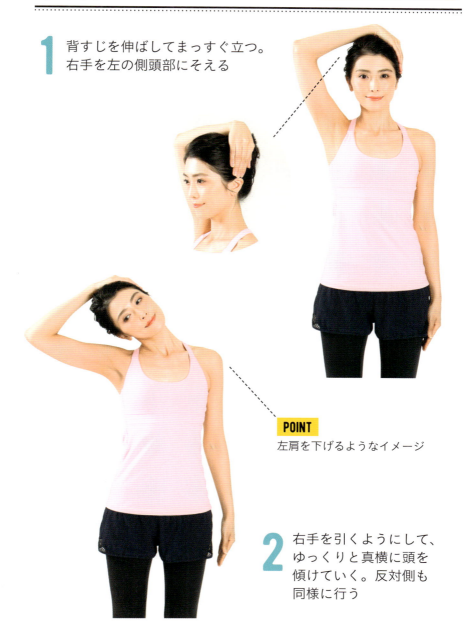

POINT

左肩を下げるようなイメージ

2 右手を引くようにして、ゆっくりと真横に頭を傾けていく。反対側も同様に行う

高血圧に効く！

高血圧の人は、筋肉が硬い傾向にあります。骨盤周りにある大きい筋肉をほぐすと血行がよくなり、血圧が下がりやすくなります。筋肉が硬いと靱帯も硬くなってしまいやすいので、手首や足首などの関節をほぐすのも効果的です。

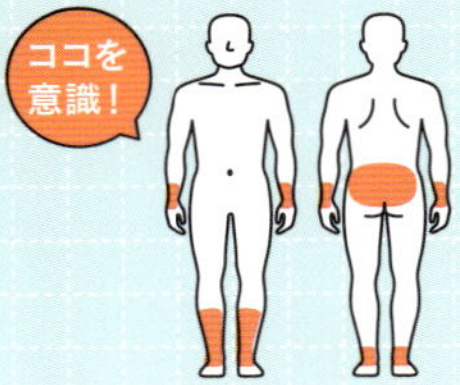

上体ブラブラひねり

30秒

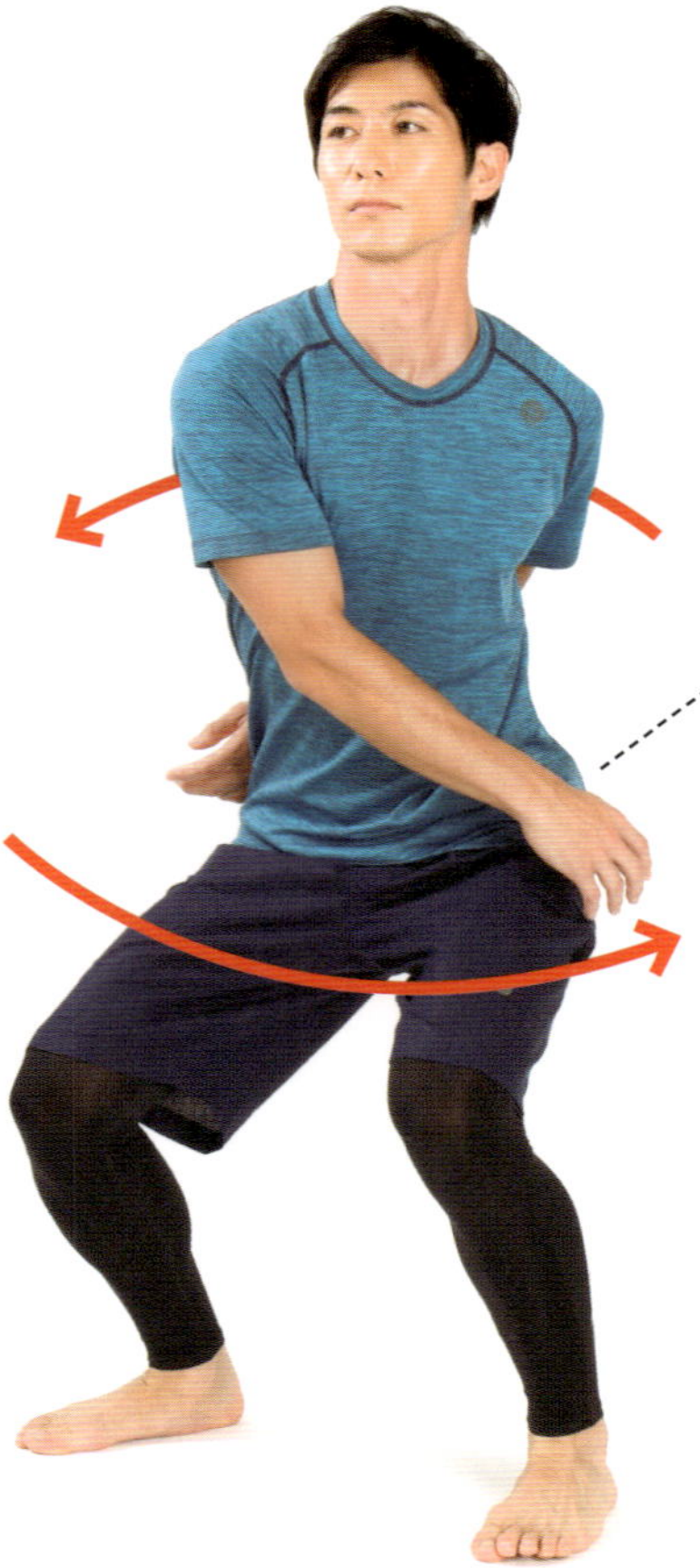

脚を肩幅よりやや広めに開き、背すじを伸ばしてひざを少し曲げる。下半身は固定して、上体を左右にひねる

POINT

腕の力を抜いて、上体の動きにまかせる

足首ゆるめ

30秒

1 いすに座って背すじを伸ばす。右足首を背屈（曲げる）、左足首を底屈（伸ばす）させる

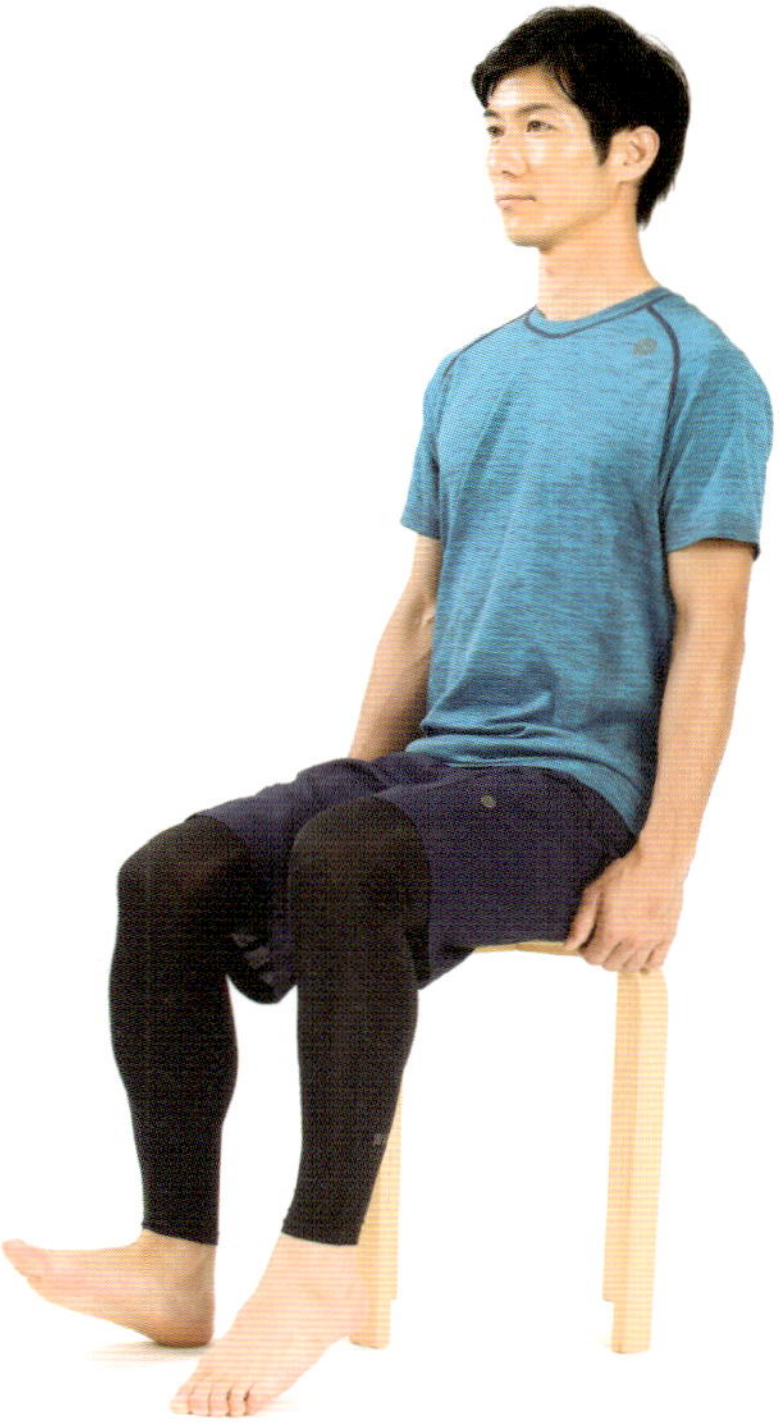

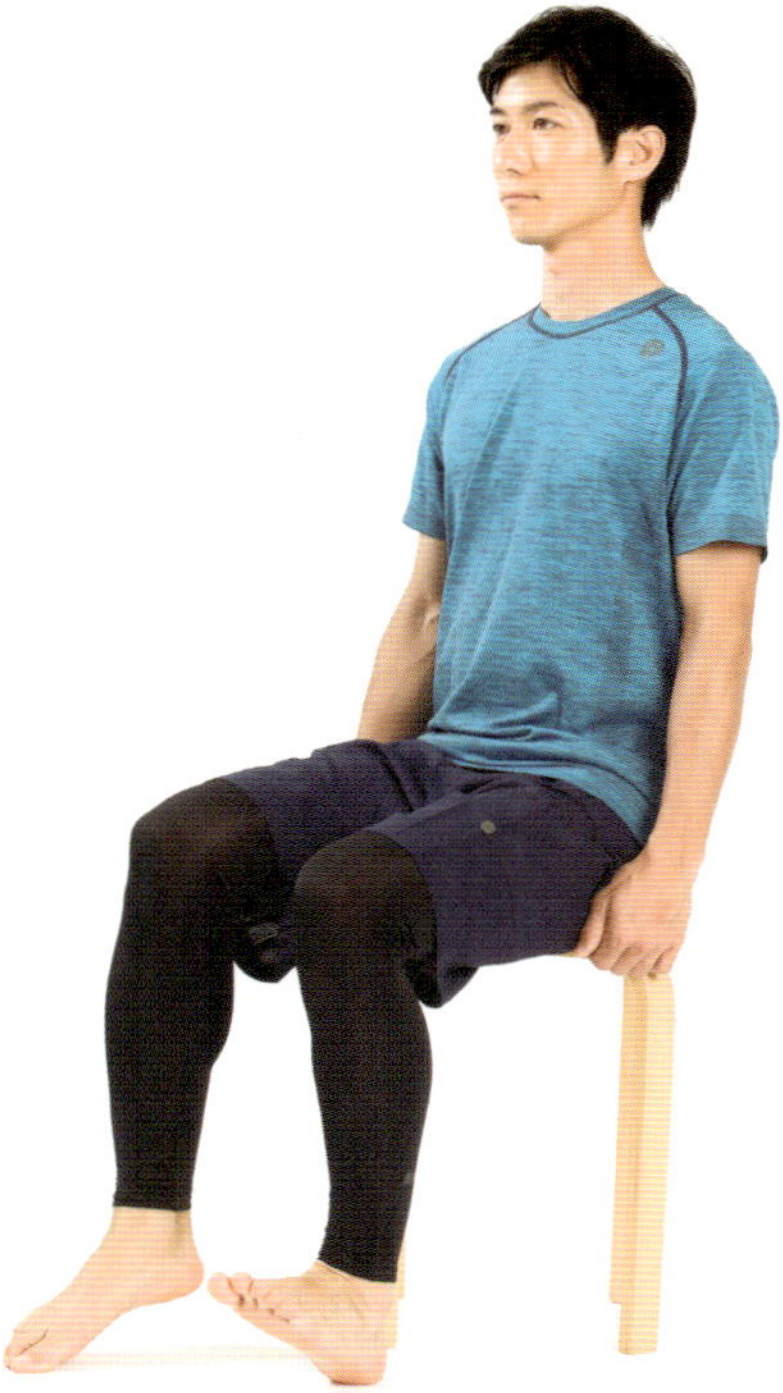

2 右足首を底屈、左足首を背屈させる。1、2の動作をリズミカルに行う

HARD

手首を一緒にゆるめても
足首を背屈、底屈させながら、両手を組んで手首を回す

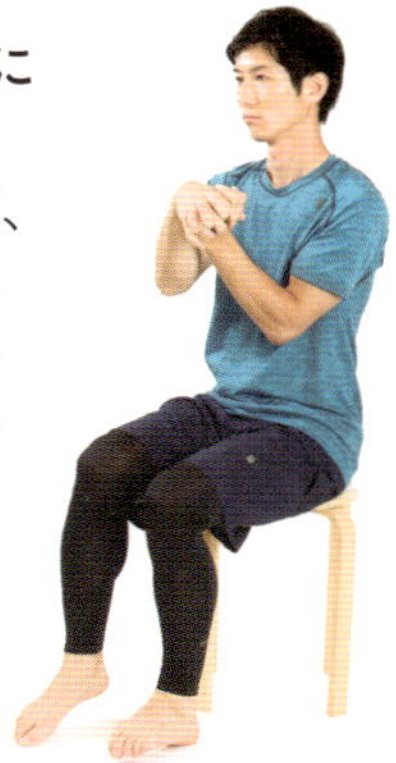

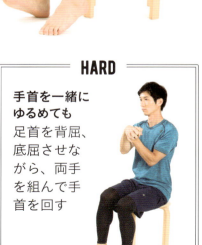

二日酔いに効く！

東洋医学では、「肝臓が筋肉を支配している」とされます。肝臓と筋肉には大きな関係があり、骨盤周りの大きい筋肉を伸ばすと肝機能が整います。また、肝臓の経絡とつながる太ももの内側の筋肉と足の親指をほぐすと、吐き気などの二日酔いの症状が改善します。

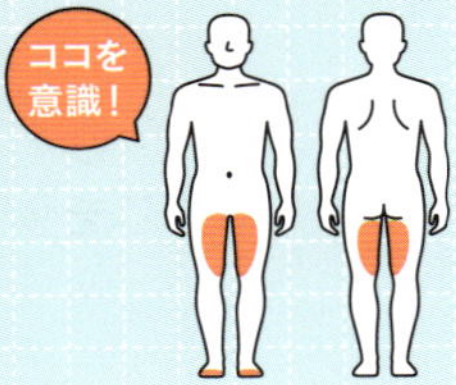

足の親指まわし

左右30回

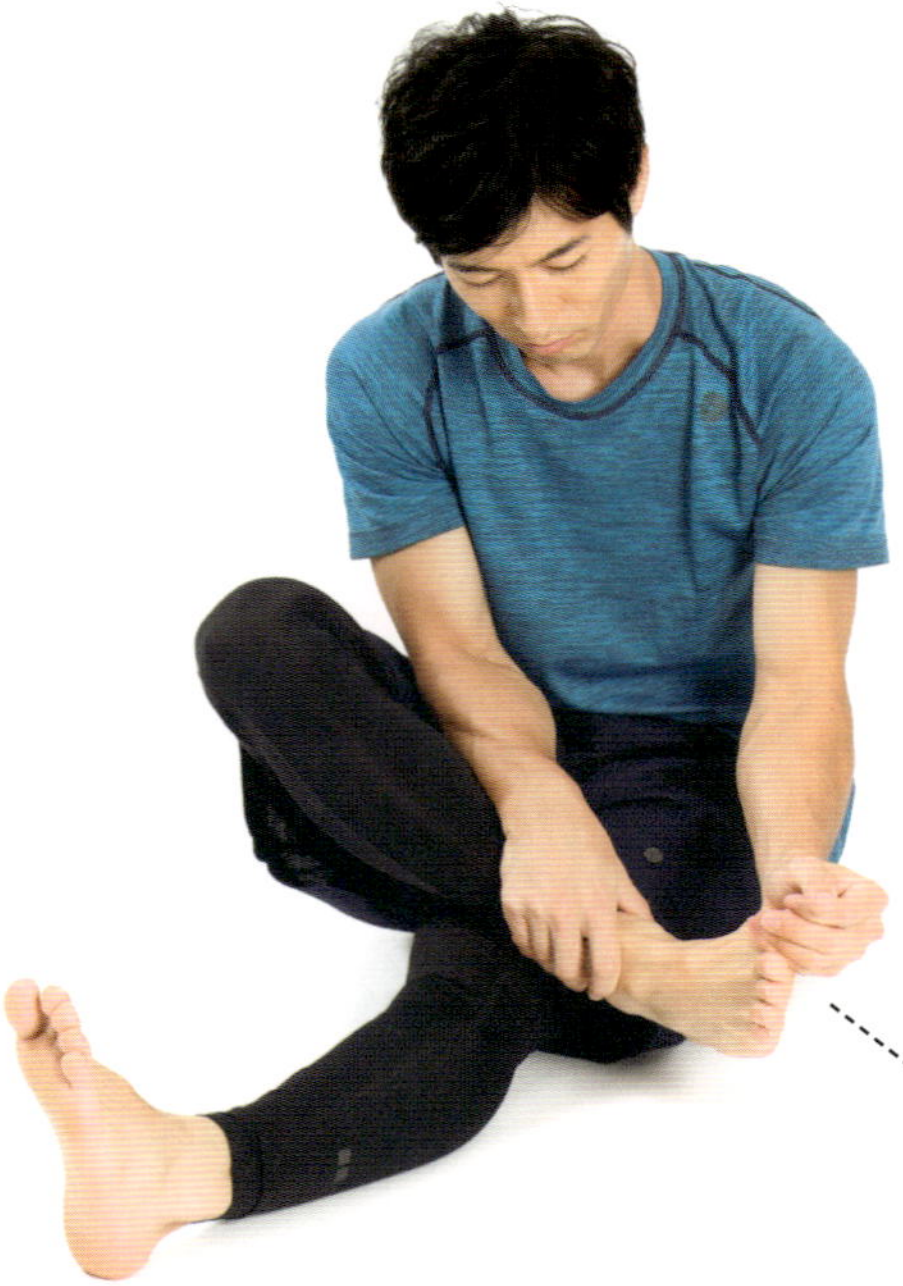

長座して右ひざを曲げて、両手で右足を手前に引き寄せる。左手で親指をつかんでまわす（右まわし30回、左まわし30回）。反対側も同様に行う

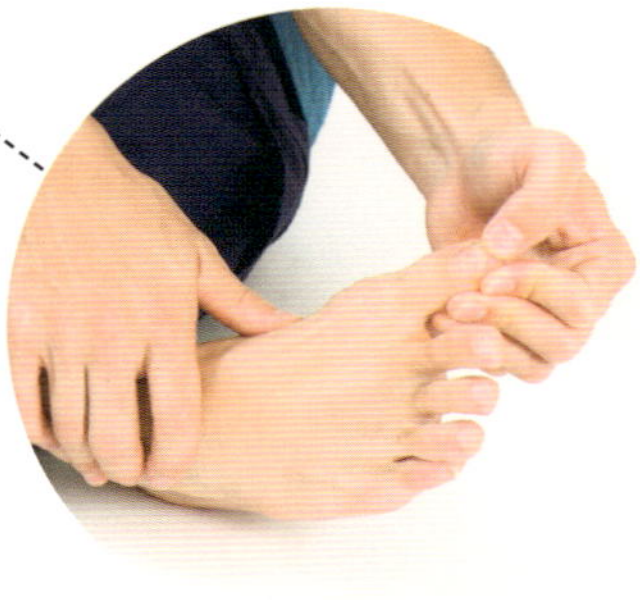

※足の親指には肝臓の経絡が通っている。とくに右の親指に肝臓のツボがあるので、念入りにまわすと効果的

肝臓の経絡伸ばし

10秒キープ／左右3回

1 脚を肩幅の倍くらいに開き、背すじを伸ばして立つ

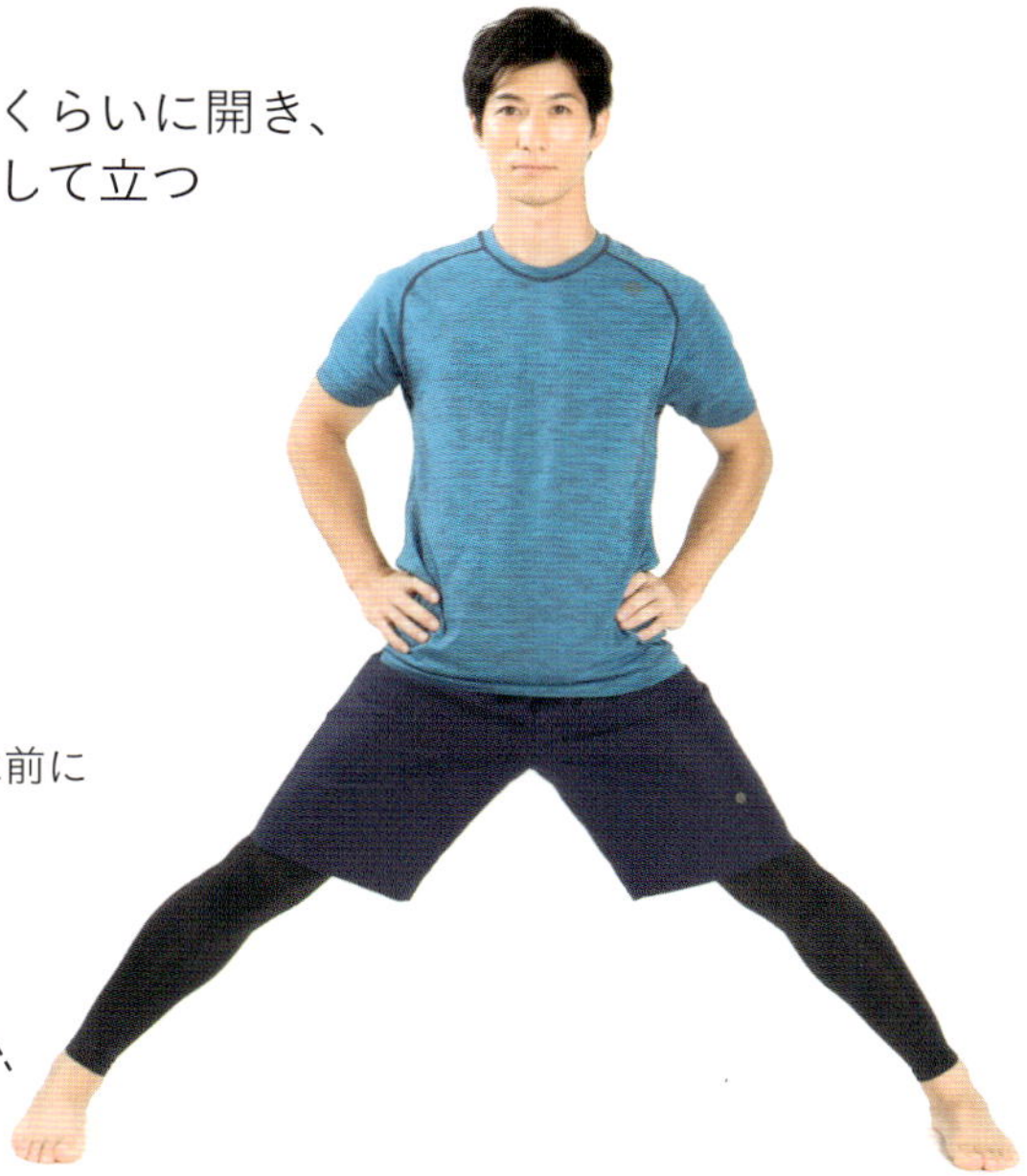

POINT

つま先は前に向ける

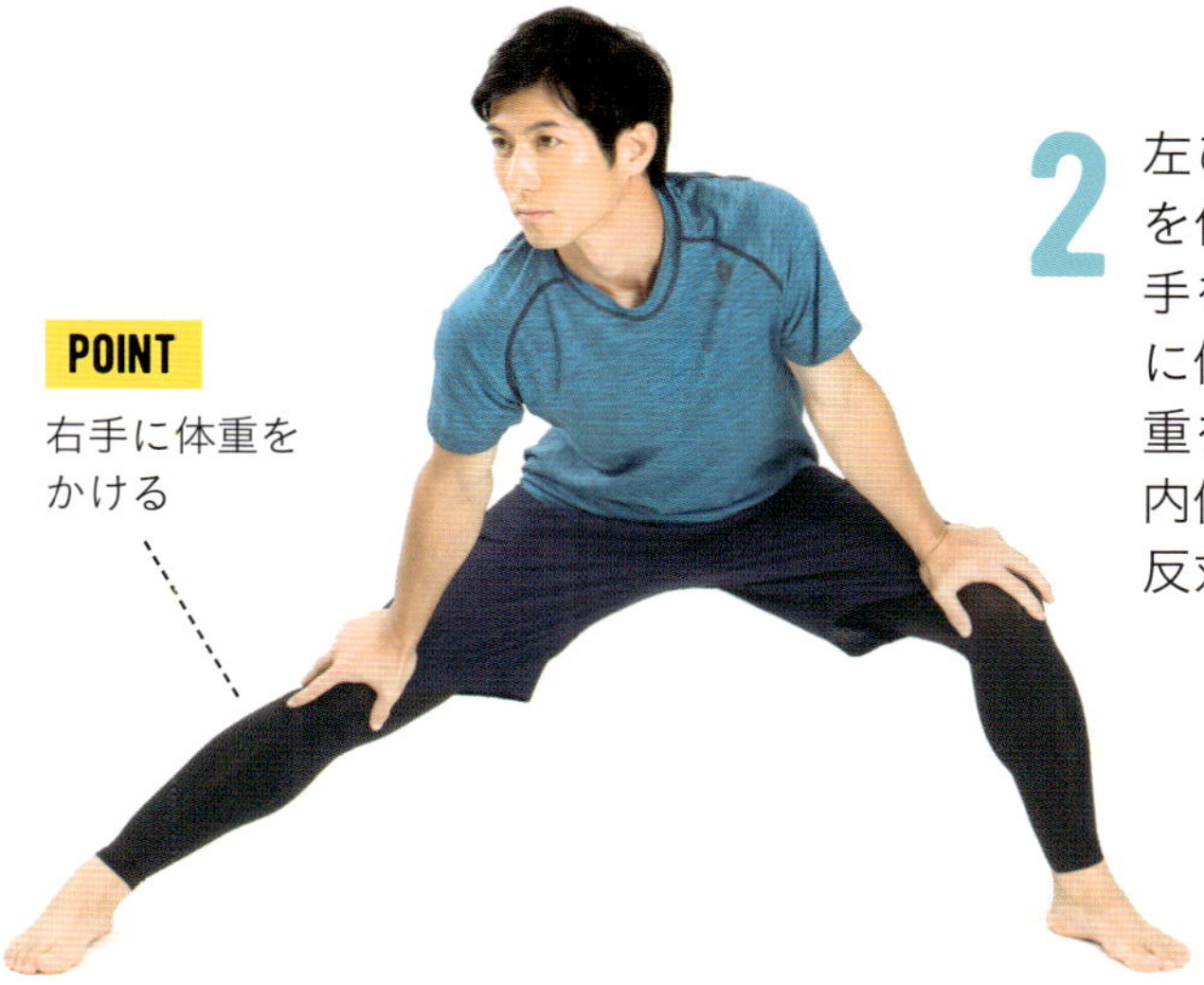

POINT

右手に体重をかける

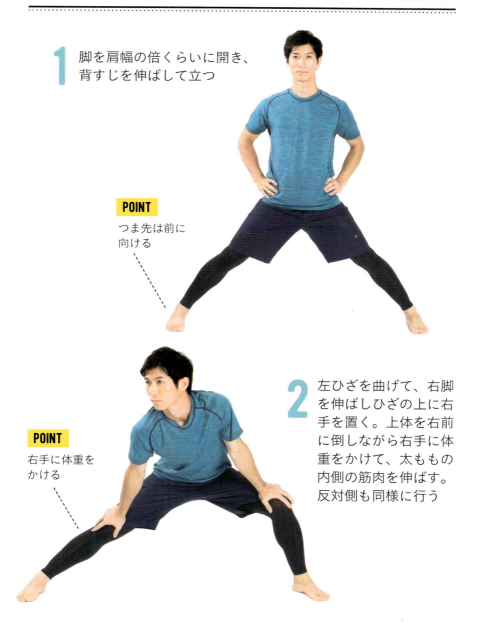

2 左ひざを曲げて、右脚を伸ばしひざの上に右手を置く。上体を右前に倒しながら右手に体重をかけて、太ももの内側の筋肉を伸ばす。反対側も同様に行う

新陳代謝に効く！

骨盤がゆがむと、骨盤内の臓器が本来の機能を果たせなくなります。さらに、鼠蹊部の血液やリンパの流れが滞るため、体全体の代謝機能が落ちて、太りやすくなってしまいます。代謝機能アップに有効なのは、骨盤のゆがみを修正し股関節周りを柔軟にすることです。

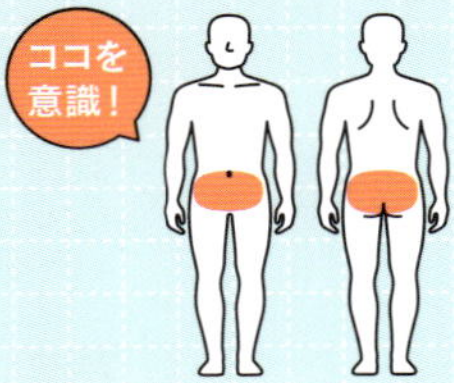

脚閉じ前屈&脚開き前屈

10秒キープ／3回

1 長座して上体を前に倒す。その後、いったん元に戻る

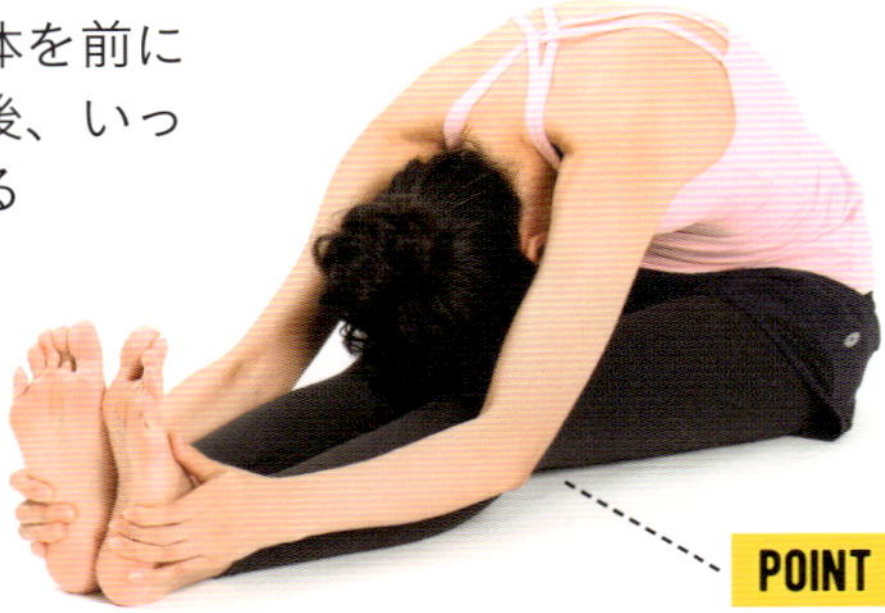

POINT
ひざを伸ばす。無理をせず、できるところまででOK

2 開脚して上体を前に倒す

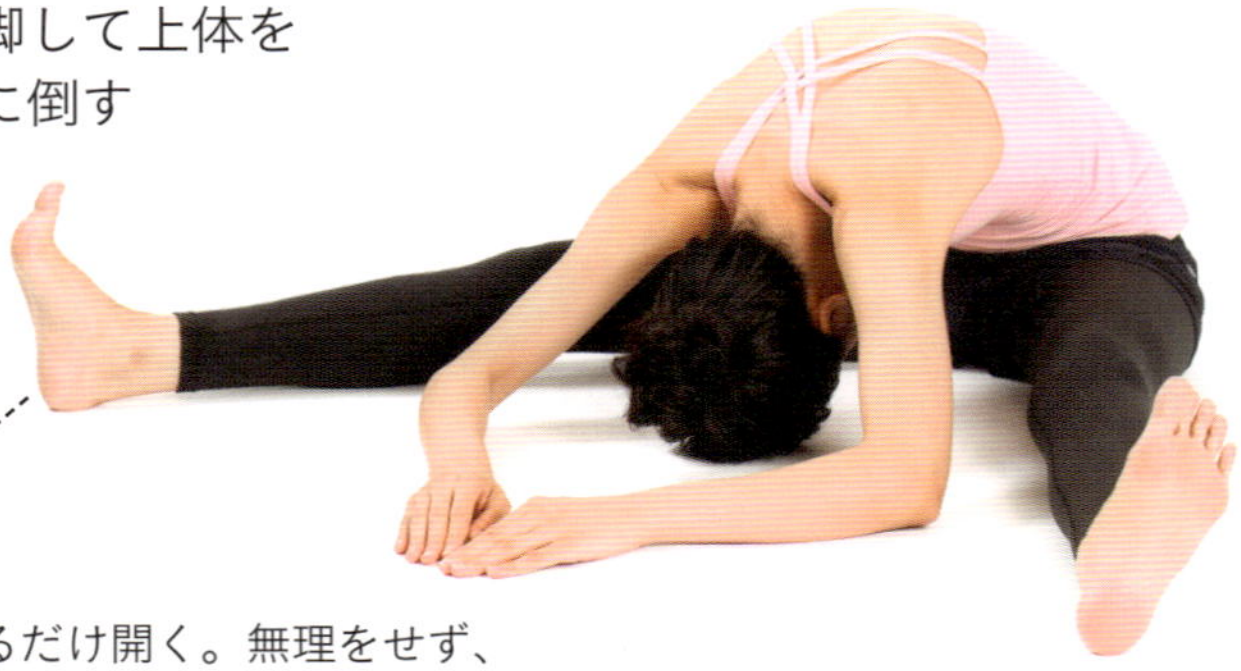

POINT
脚はできるだけ開く。無理をせず、できるところまででOK

仰向けで開脚＆腰反らし

10秒キープ／3回

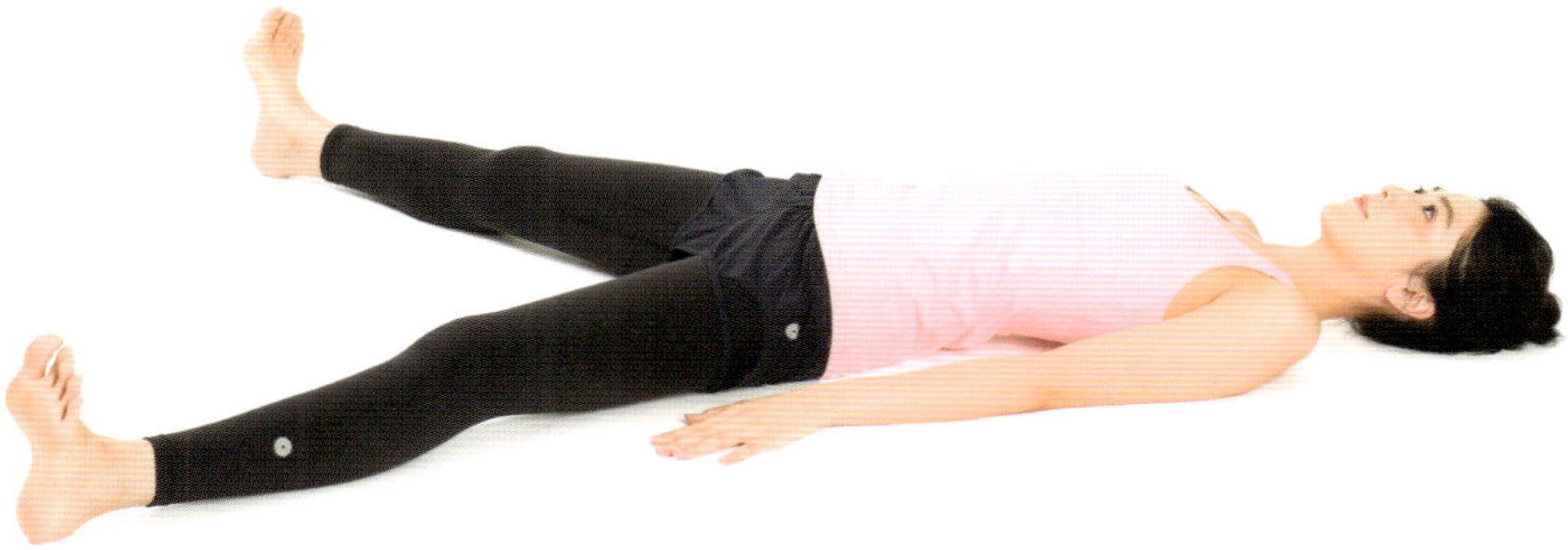

1 仰向けになり、脚は肩幅よりやや広く開く。
手の平を床につける

POINT
お尻をキュッと締める
ようなイメージ

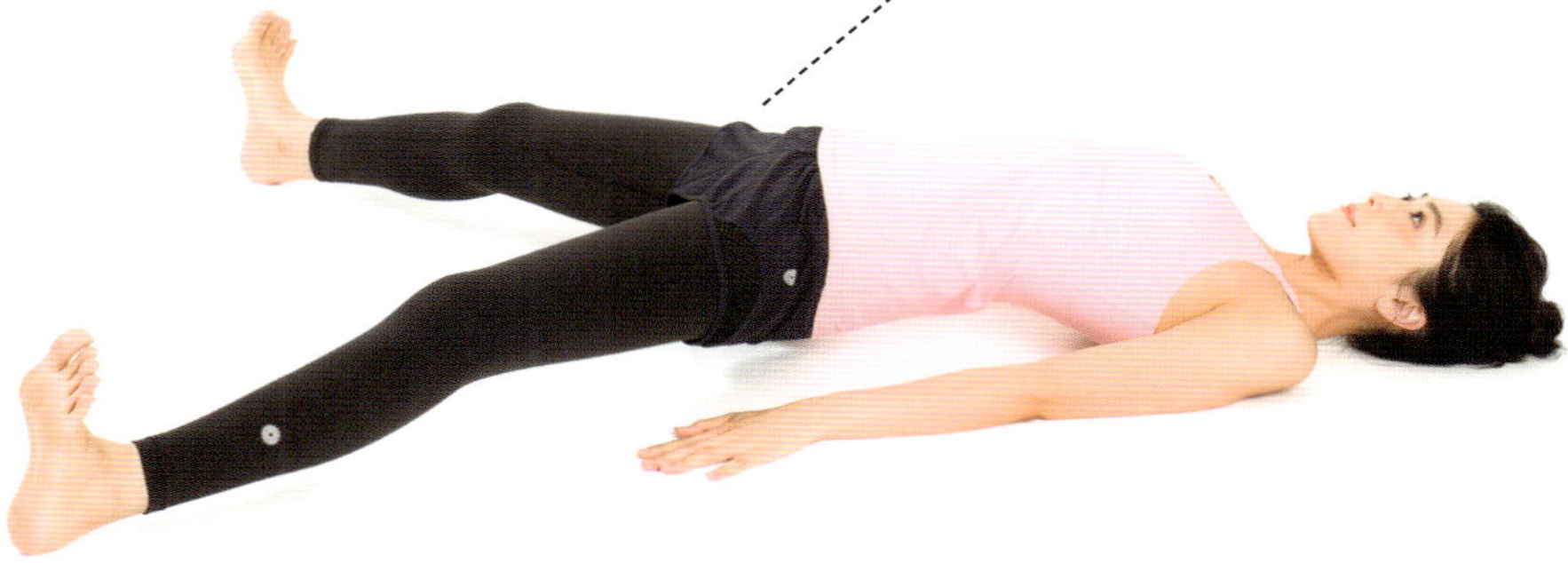

2 肩、頭、かかとは床につけたまま、かかとと
手の平に力を入れ腰をゆっくりと持ち上げる

内臓脂肪に効く！

内臓脂肪とは、内臓の周りについている脂肪のこと。内臓脂肪はホルモンの関係で男性につきやすく、生活習慣病を引き起こすもとです。内臓脂肪を落とすのに効果的なのが、インナーマッスルを鍛えること。そして骨盤のゆがみを正して代謝をアップさせることです。

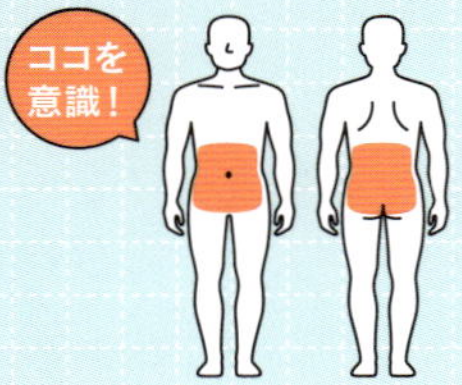

上体反らしまわし

左右10回／3セット

1 いすに座り背すじを伸ばす。両手を頭の後ろに置き、上体を少し後ろに倒して左にひねる

2 上体を少し後ろに倒したまま右にひねる

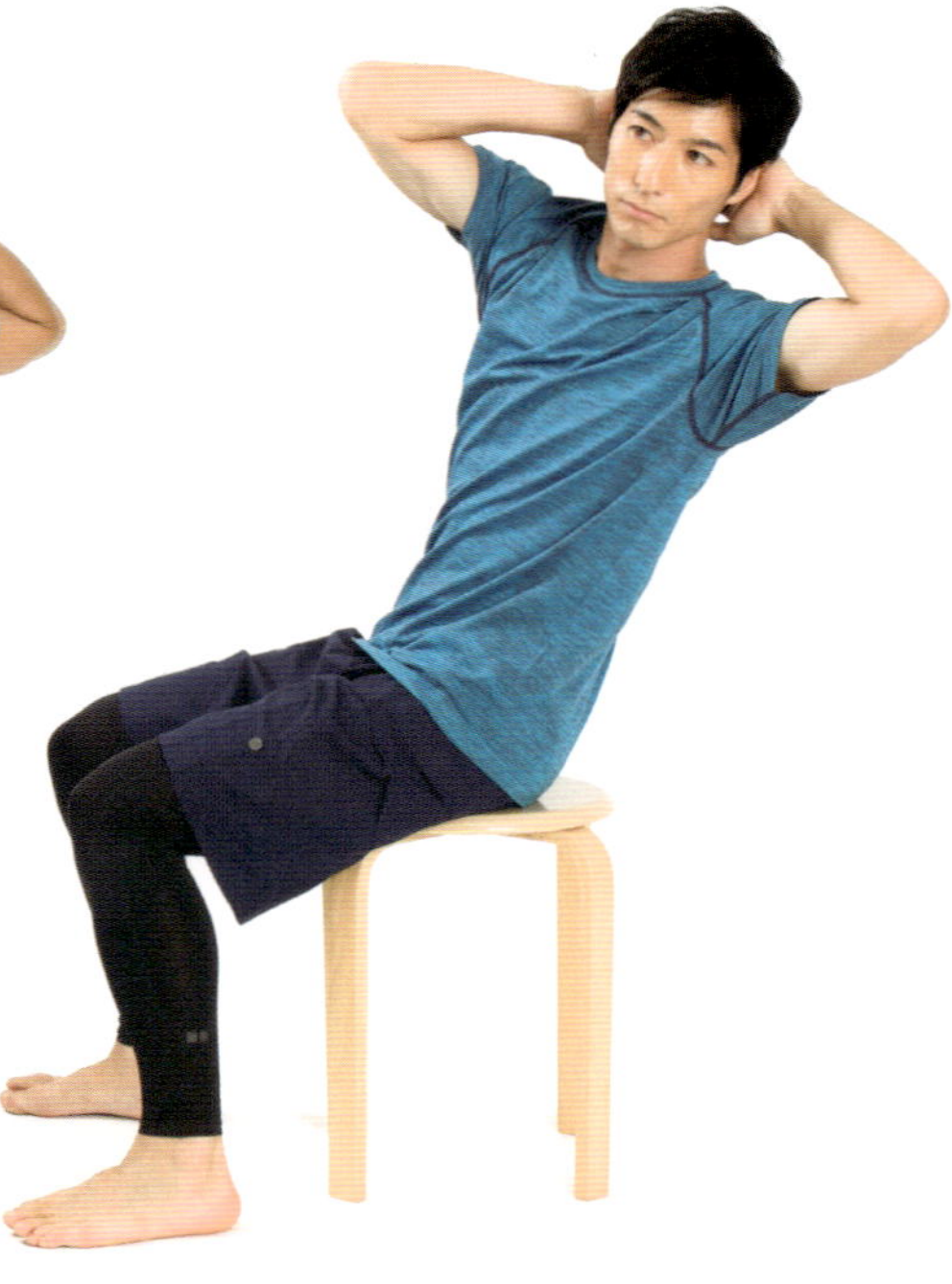

POINT
腹筋に力を入れる

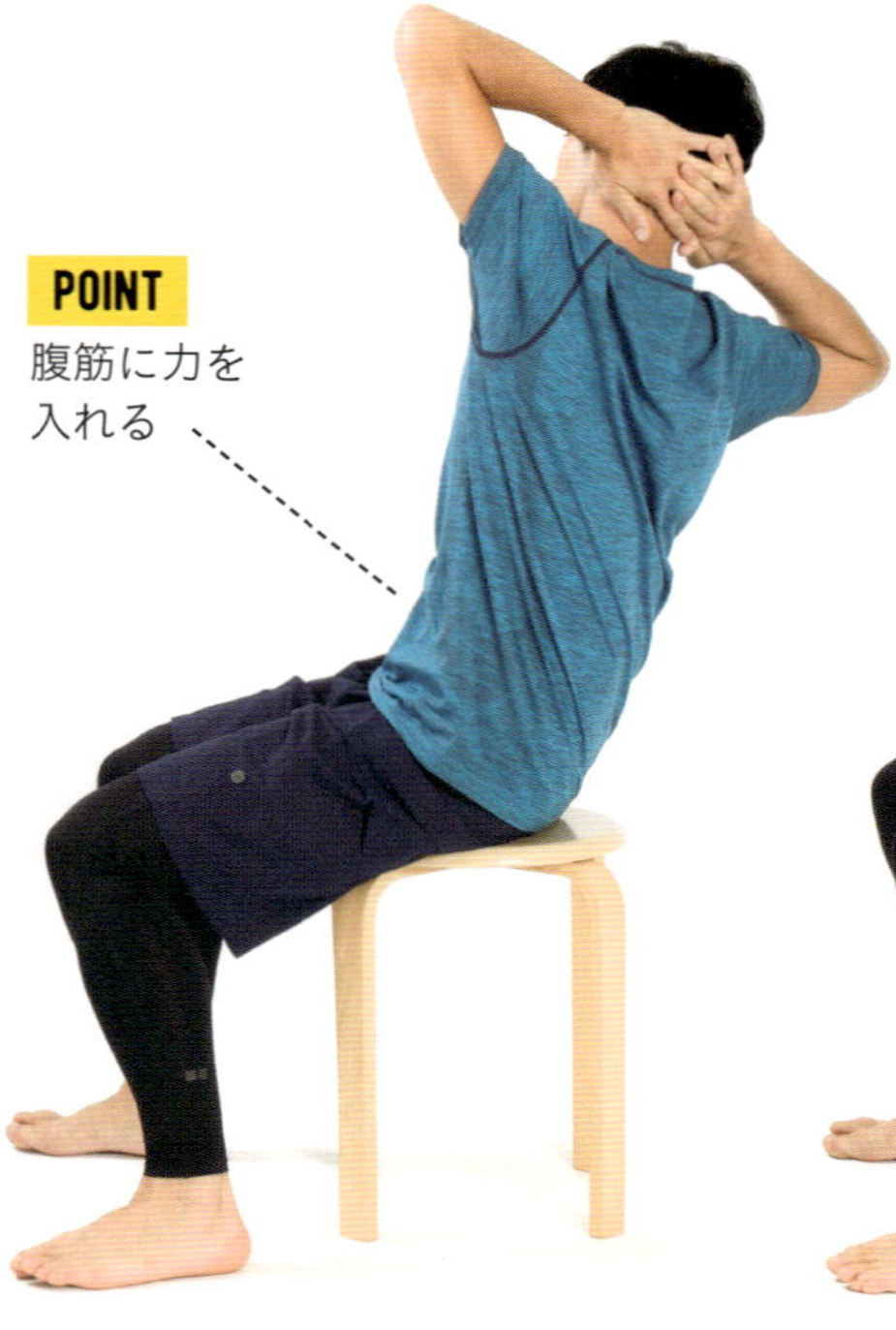

脚浮かしふり

左右10回／3セット

1 いすに座り背すじを伸ばす。手で座面をつかみ両足先を浮かせて、脚を左にひねる

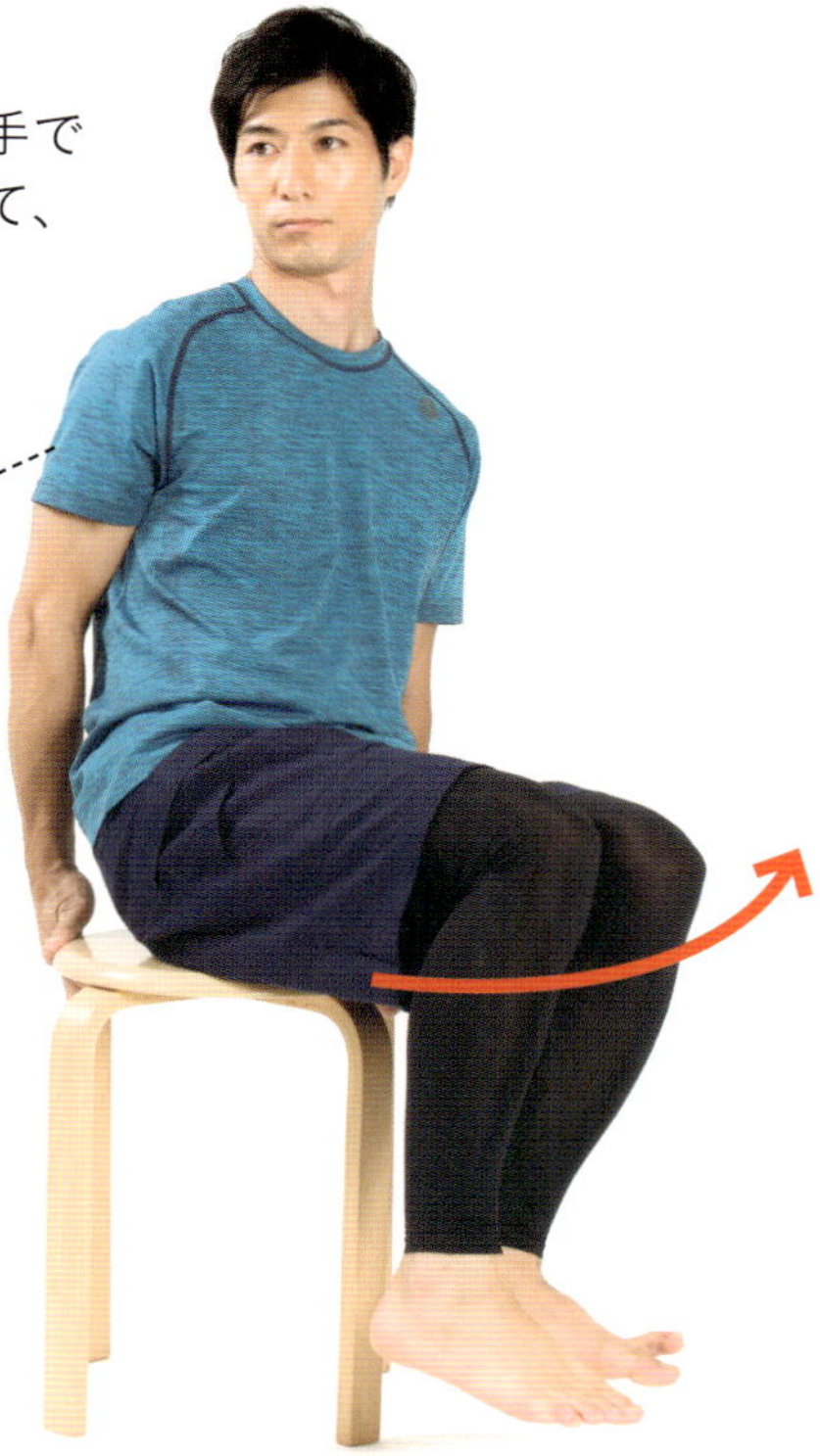

POINT
背すじはまっすぐ

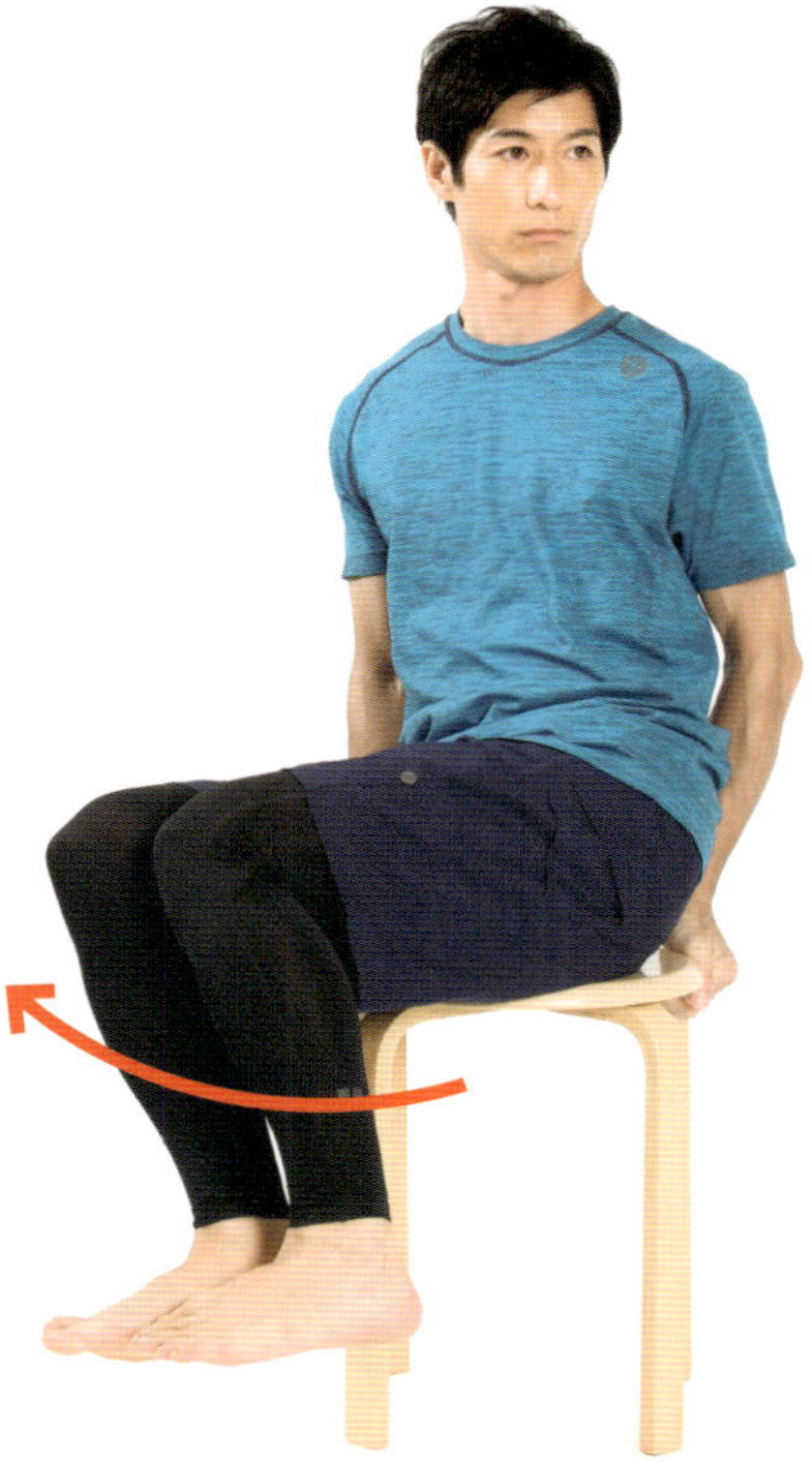

2 足先を浮かせたまま、脚を右にひねる

column 2

【実際にやってみました！骨盤リセット・ストレッチ】

可動域が広がったように感じます！

　仕事柄、いすに座りっぱなしのことが多く、腰痛に悩まされています。ゴルフのプレー中はそれほど痛みを感じないのですが、ラウンド後や翌日には腰痛が…。

　この本のストレッチをやってみたところ、いろんな部分が伸びて可動域が広がったような感じがします。ラウンド前の準備運動としてもよさそうですが、ラウンド後にやるのもとても効果がありそう！

体験者

野村タケオさんプロフィール

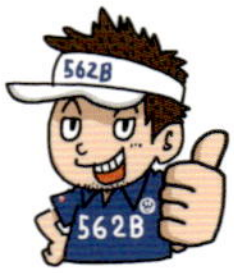

京都府出身のイラストレーター。週に一度はラウンドに行くゴルフ好きで、ドライバーの飛距離不足とハイスピンに悩んでいたが、最近はスイング改造のおかげで改善中。ハンデは現在9くらい。アメブロ公式トップブロガー。

ゴルフバカイラストレーター
野村タケオのゴルフバカな話
https://ameblo.jp/nom562b/

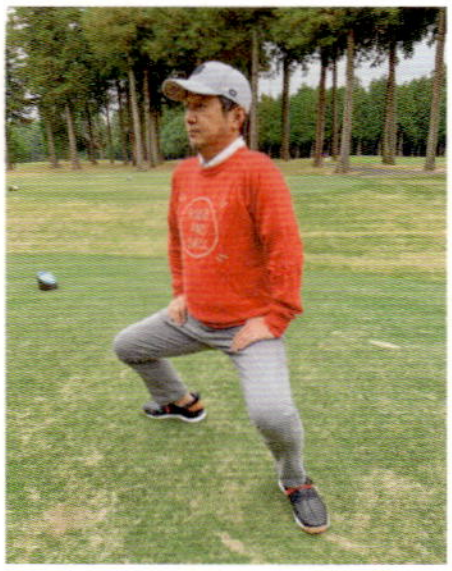

「ゴルフに大事な股関節にかなり効きます！」

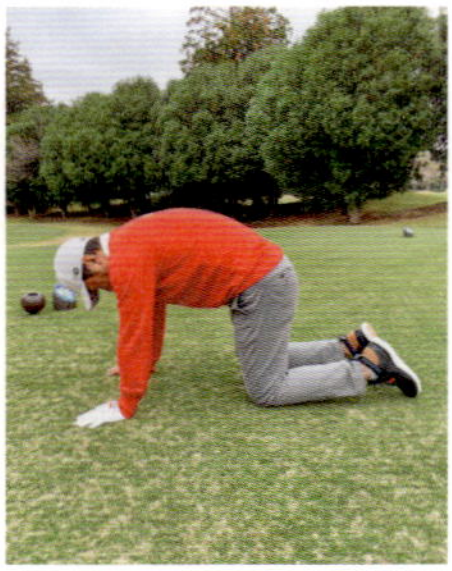

「腰痛持ちの僕に最適。どこでもできそうなので毎日続けようと思います」

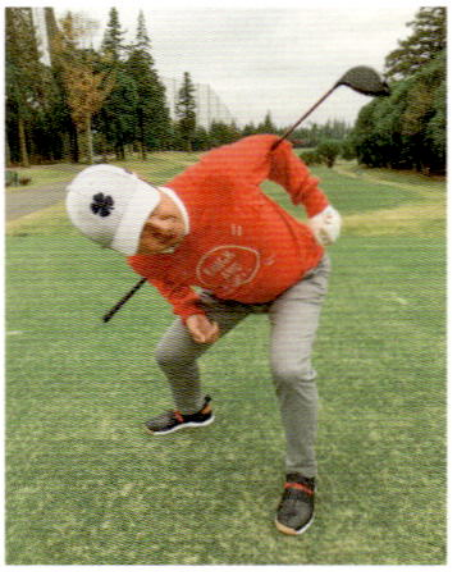

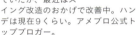

「背中の横側からお尻にかけてがよく伸びます。ラウンド前によさそう」

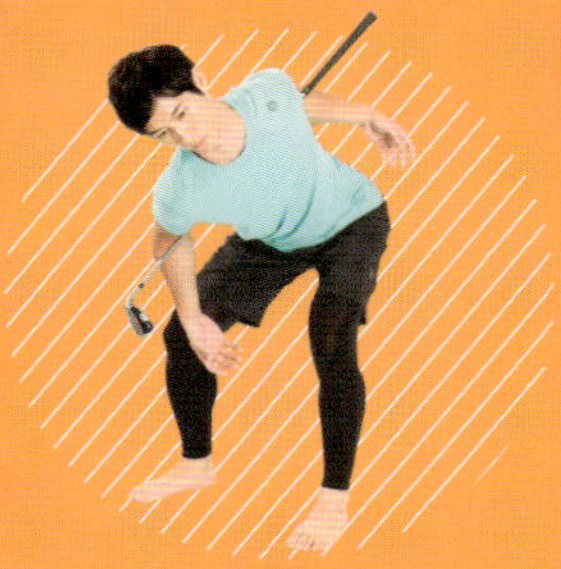

PART 3

趣味別
骨盤リセット・
ストレッチ

ゴルフ、ウオーキング、ジョギング、水泳、テニスなど、スポーツのパフォーマンスを上げるストレッチと筋トレをご紹介します。

ゴルフに効く！

骨盤を固定した状態で上半身をひねるゴルフのスイングは、生理的動作に反するため腰に負担がかかります。さらに左右アンバランスな動きになるので、骨盤がゆがみやすいスポーツの代表格といえます。プレー後は、必ず腰から背中にかけての筋肉を伸ばしましょう。

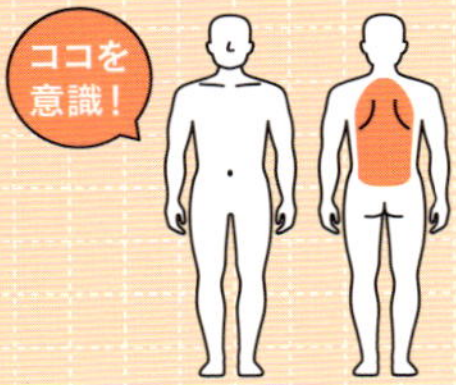

わき伸ばし

10秒キープ／左右3回

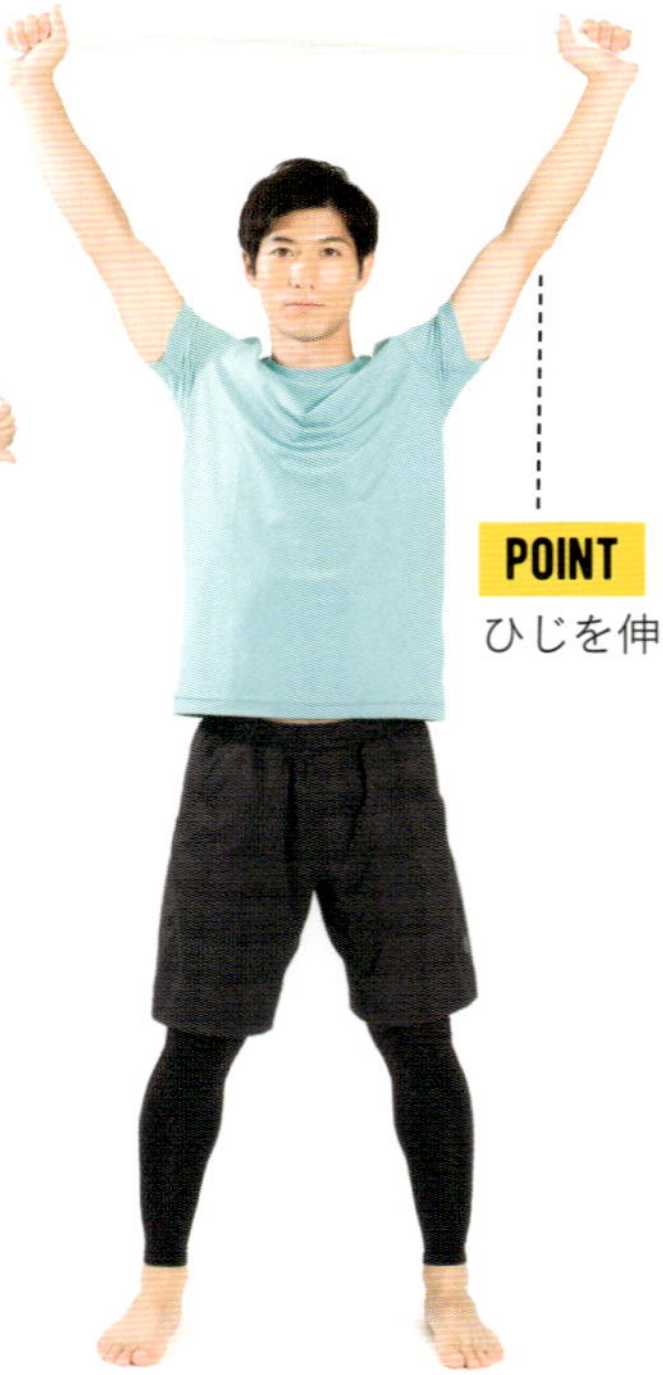

1 タオルを両手に持ち、頭上でまっすぐになるように上げる。脚は肩幅に開き、背すじを伸ばして立つ

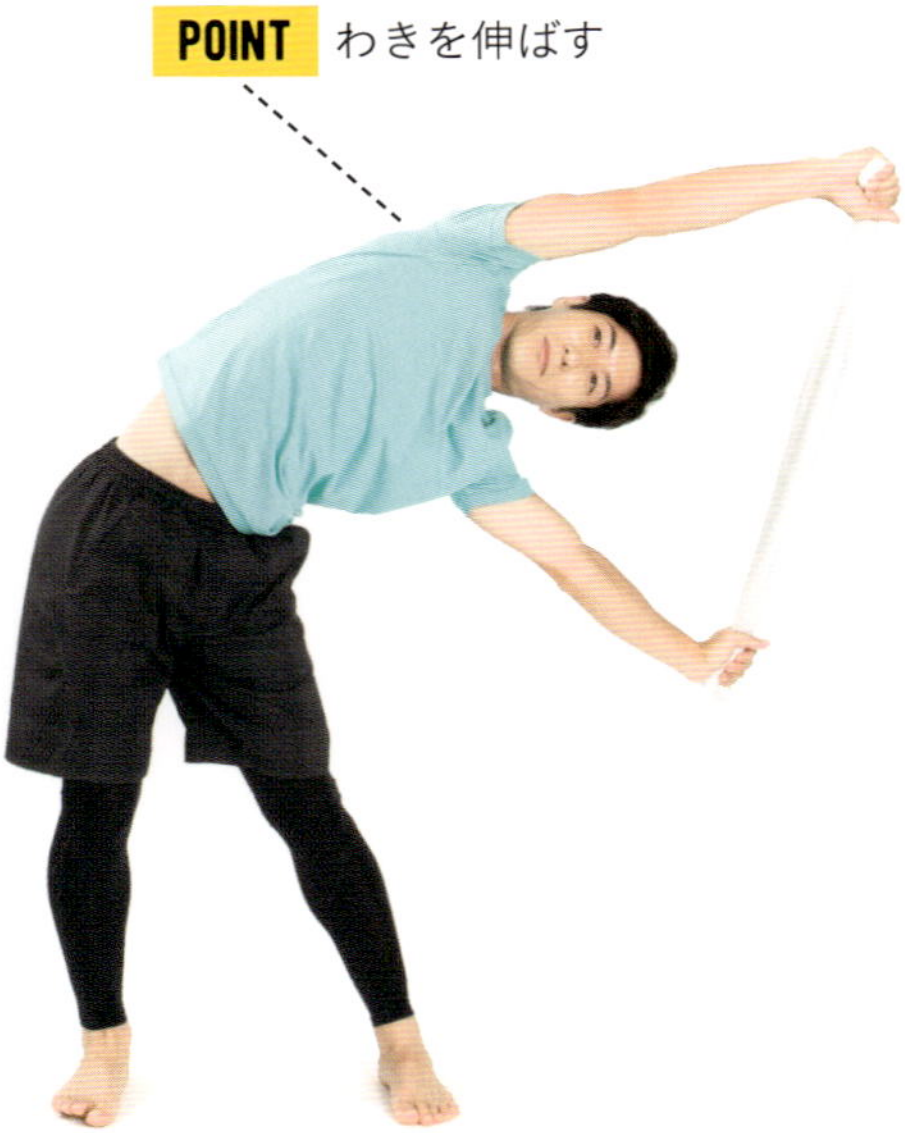

2 右脚に体重をかけて、左に上体を倒す。反対側も同様に行う

上体ひねり

10秒キープ／左右3回

1 ひじと背中の間にゴルフクラブをはさむ。脚を肩幅に開き、背すじを伸ばして立つ

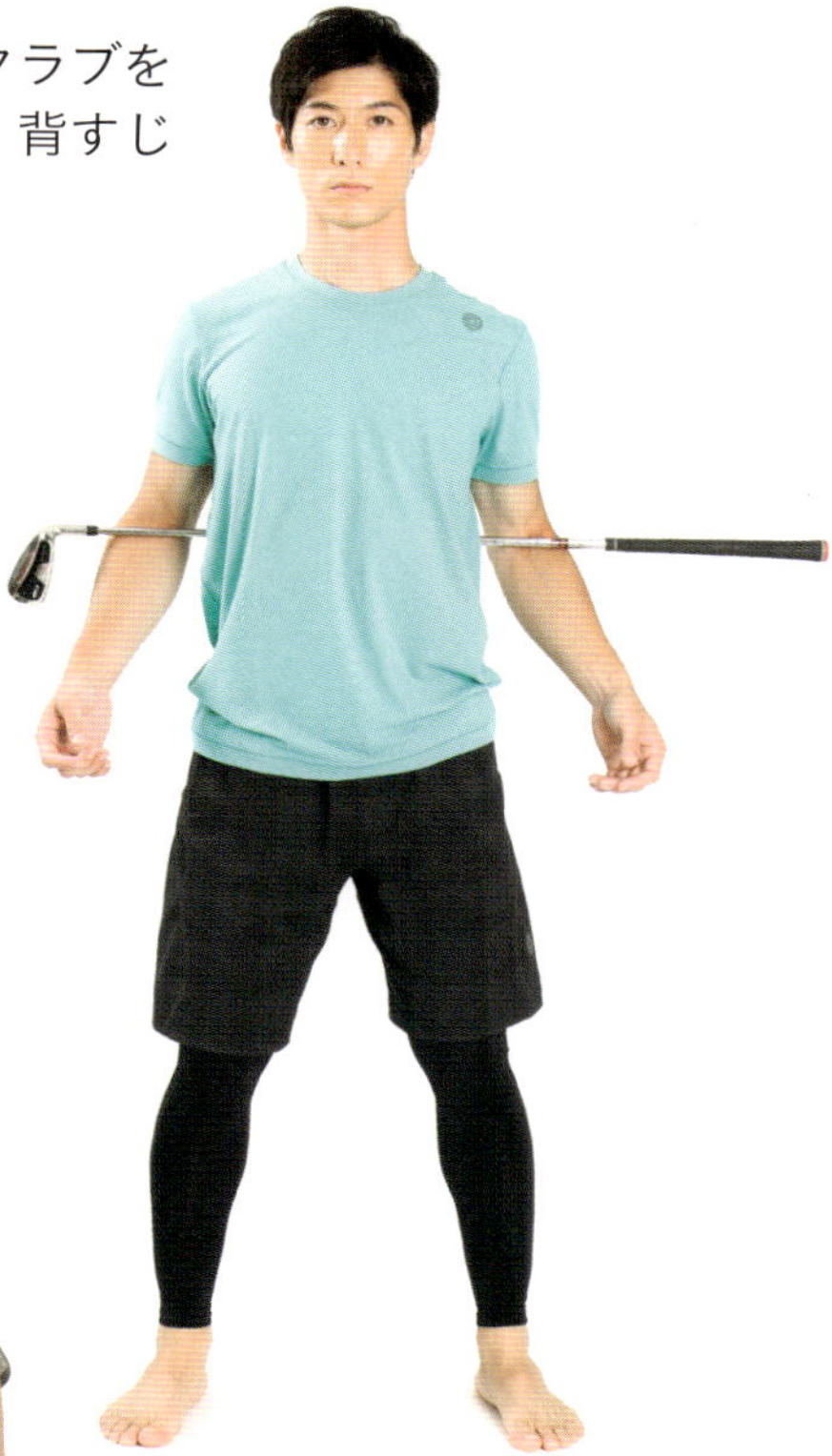

2 反動を使わず、ゆっくりとそのまま上体を右にひねる。反対側も同様に行う

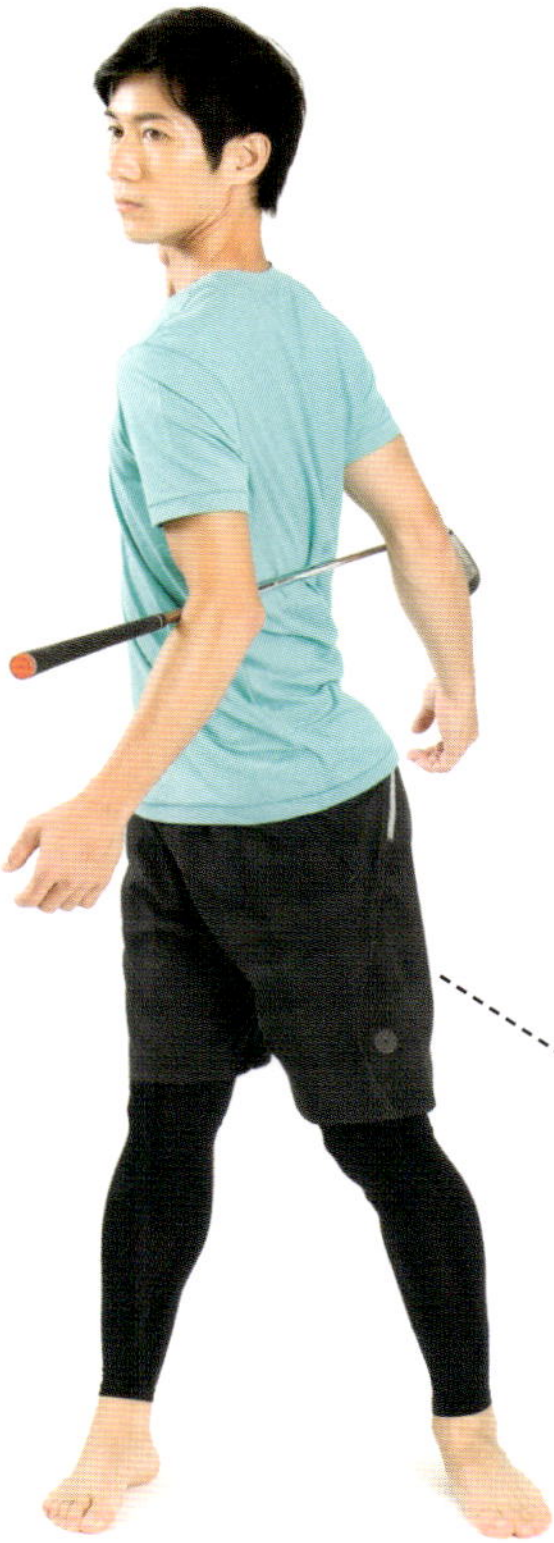

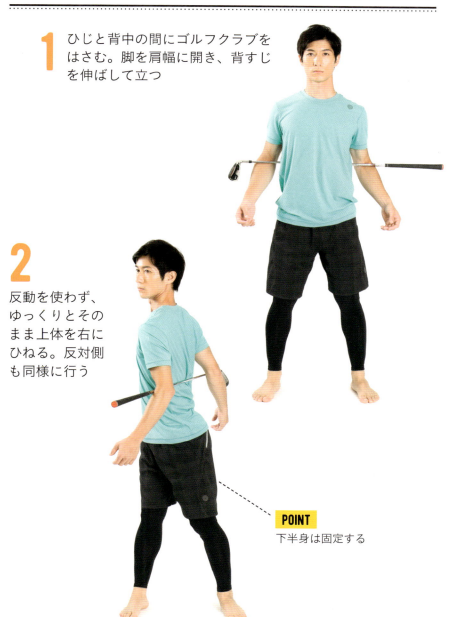

POINT
下半身は固定する

反らせて上体ひねり

10秒キープ／左右3回

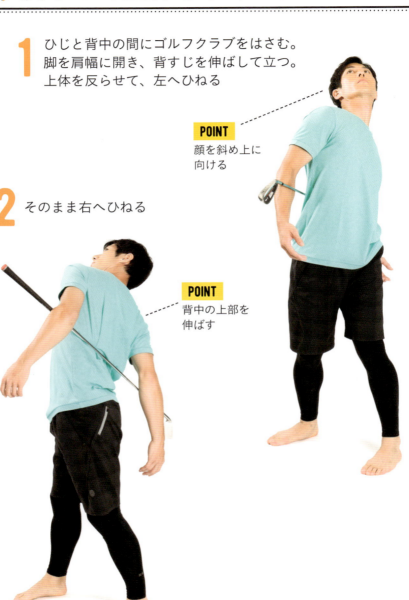

1 ひじと背中の間にゴルフクラブをはさむ。脚を肩幅に開き、背すじを伸ばして立つ。上体を反らせて、左へひねる

POINT
顔を斜め上に向ける

2 そのまま右へひねる

POINT
背中の上部を伸ばす

前傾して上体ひねり

10秒キープ／左右3回

1 ひじと背中の間にゴルフクラブをはさむ。脚を肩幅に開き、背すじを伸ばして立つ。上体を前に倒して、左へひねる

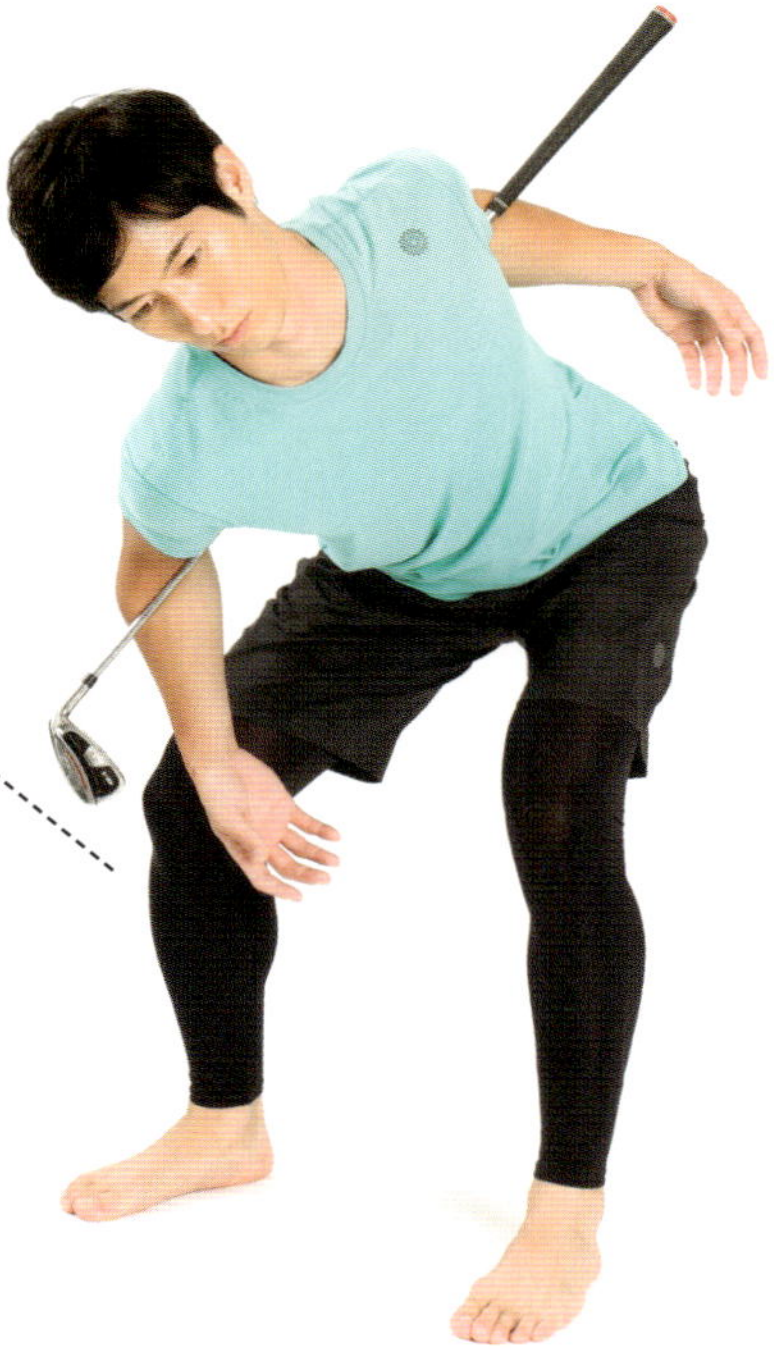

POINT

ひざを少し曲げて、股関節から上体を前に倒す

2 そのまま右へひねる

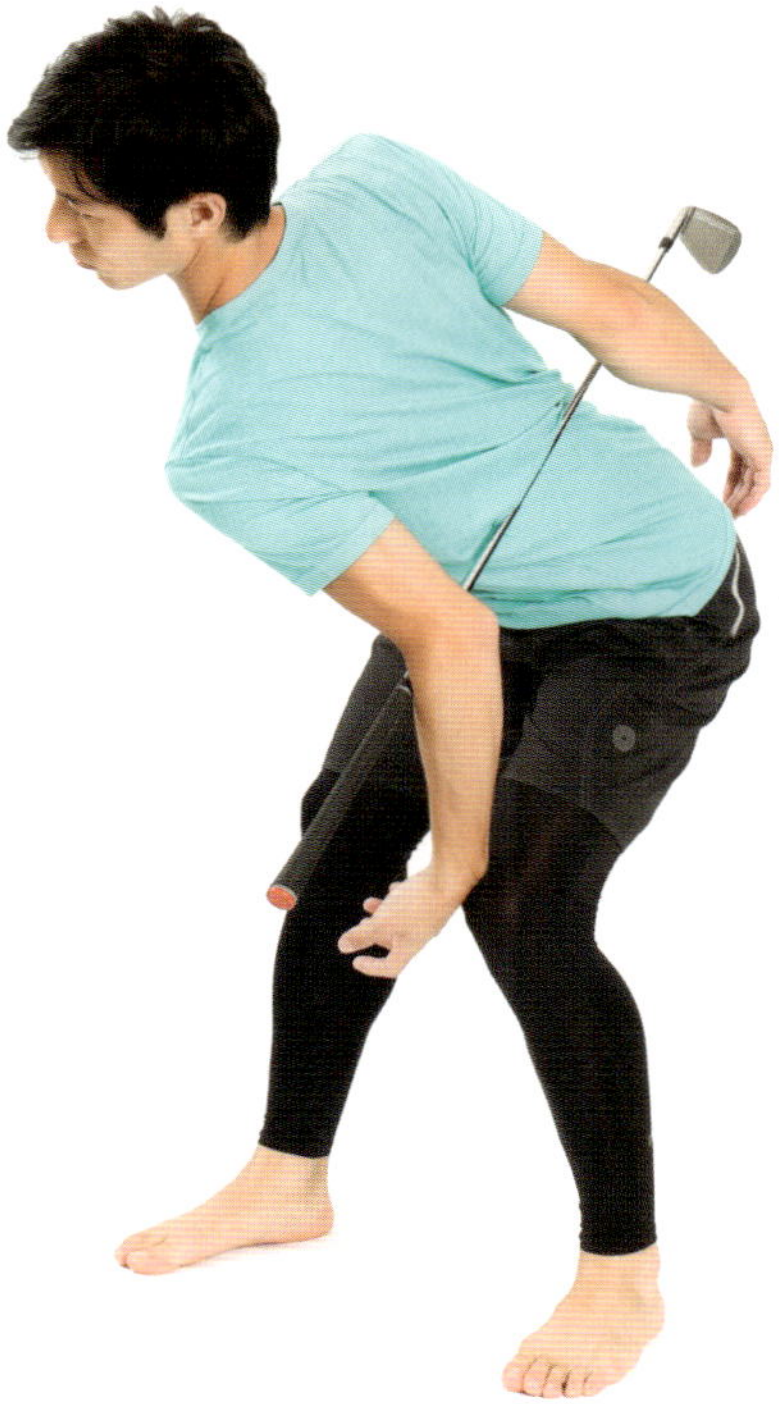

POINT

腰を伸ばす

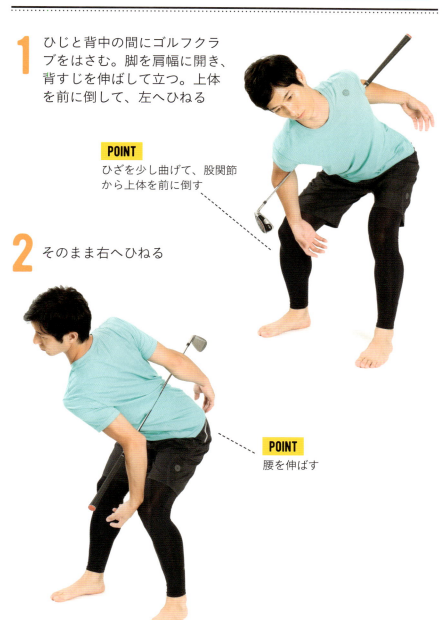

ウオーキングに効く！

ウオーキングは、運動不足の人が手っ取り早く取り組みやすいスポーツのひとつ。歩くだけだから簡単と思いがちですが、骨盤がゆがんだ状態で歩き続けると腰痛やひざ痛などケガや故障につながります。普段から下半身の筋肉をケアしておくことが大切です。

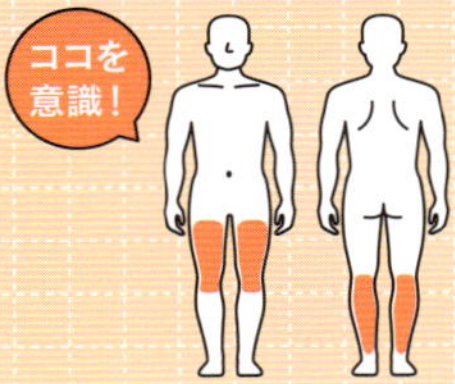

太もも伸ばし

10秒キープ／左右3回

脚を肩幅に開き、背すじを伸ばして立つ。左ひざを曲げて、足の甲を左手で持つ。足の甲を体に引き寄せていく。反対側も同様に行う

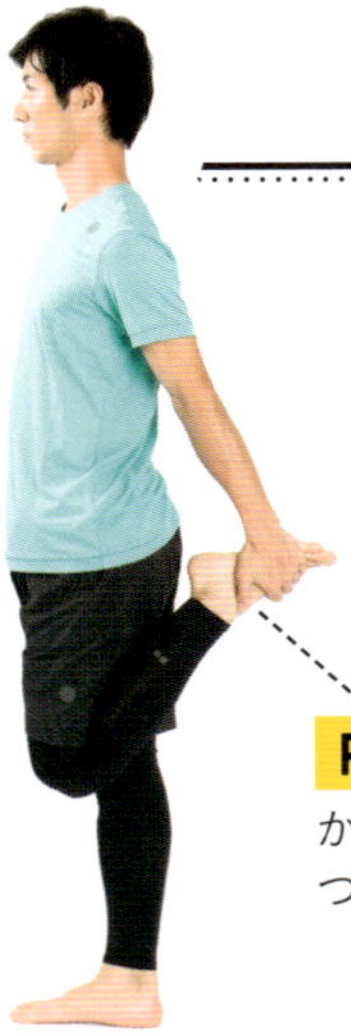

POINT

かかとをお尻につけるイメージ

ふくらはぎ伸ばし

10秒キープ／3回

脚を肩幅に開き、背すじを伸ばして立つ。そのまま上体を前に倒して両手を床につける（つま先にタオルをしくと、ふくらはぎがよく伸びる）

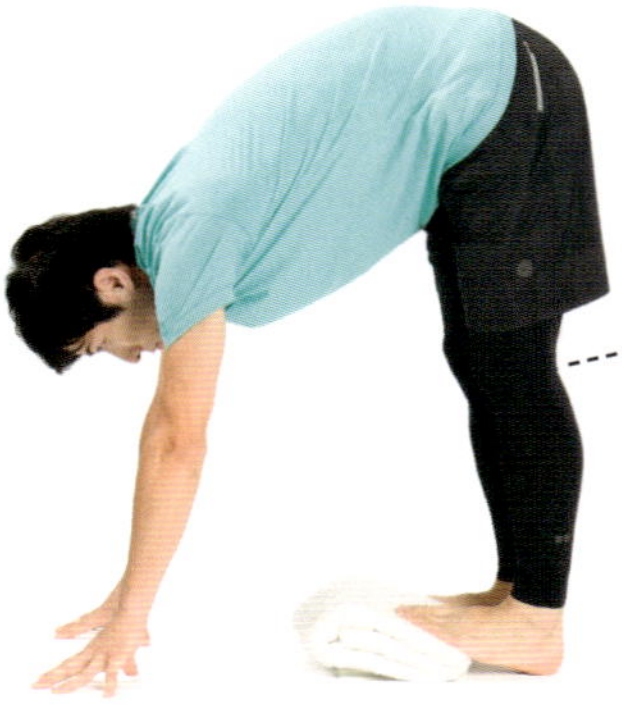

POINT

ひざをまっすぐ伸ばす

前後に脚ふり上げ

左右10回

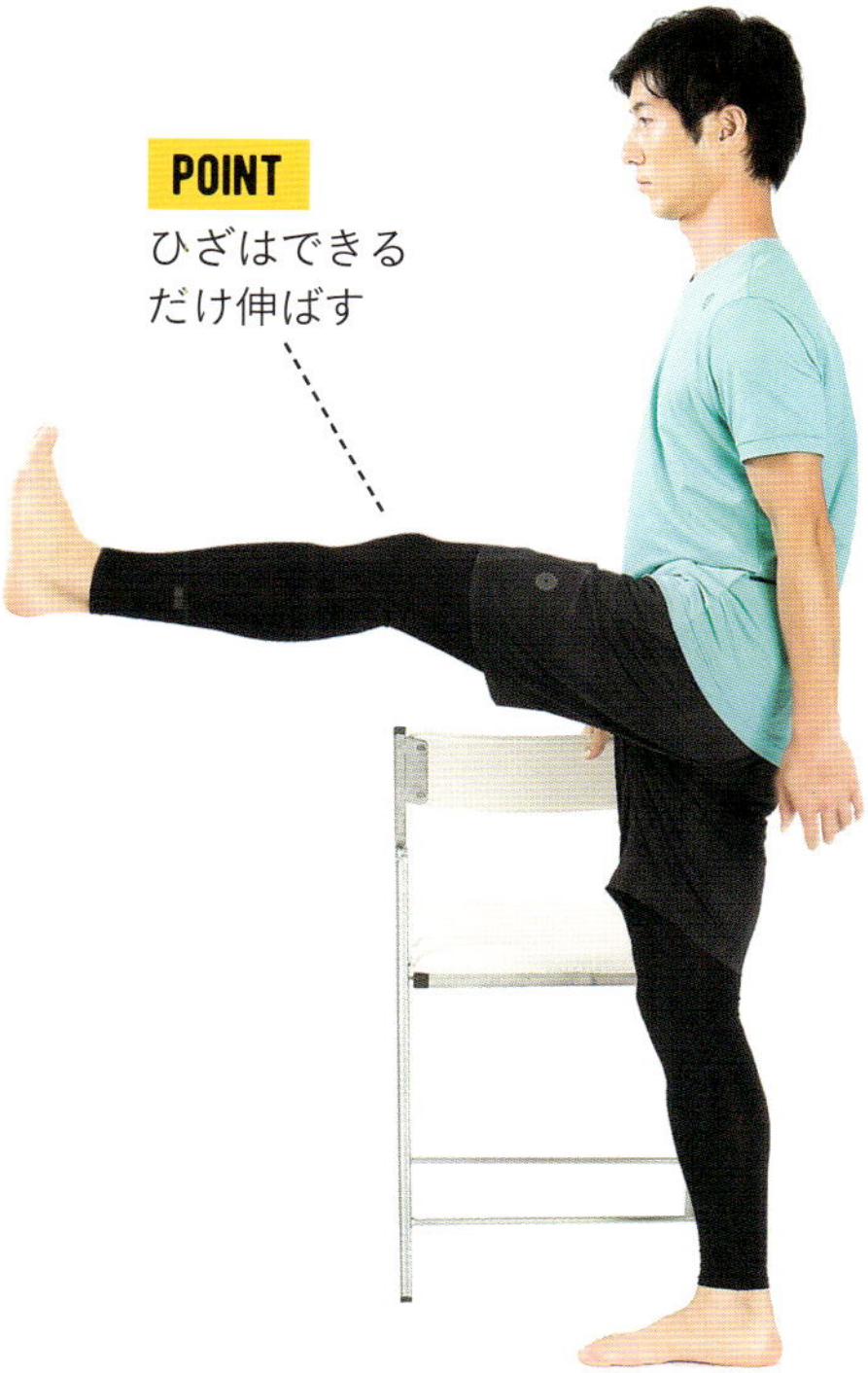

POINT
ひざはできる
だけ伸ばす

1 いすの横に、背すじを伸ばして立つ。右手でいすの背もたれをつかみ、左脚を前へふり上げる

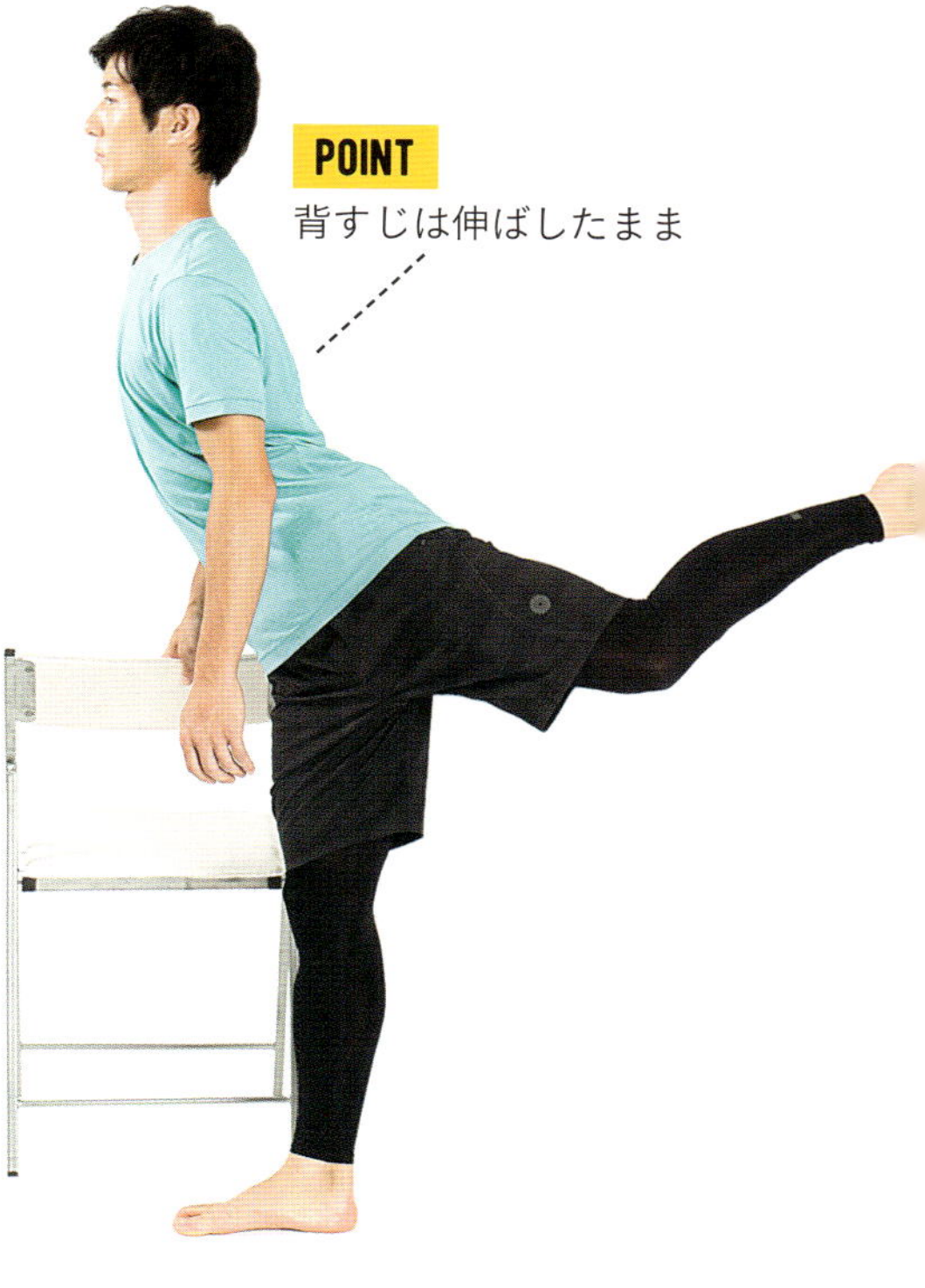

POINT
背すじは伸ばしたまま

2 そのまま左脚を後ろへふり上げる。反対側も同様に行う

ジョギングに効く！

ランニングシューズさえあればすぐ始められるジョギングですが、着地の瞬間ひざには体重の約３倍の負荷がかかるとも。骨盤がゆがんだまま走り続けることは非常に危険です。下半身のストレッチとともに、体幹の筋肉を鍛えて骨盤のゆがみを防ぐことも重要です。

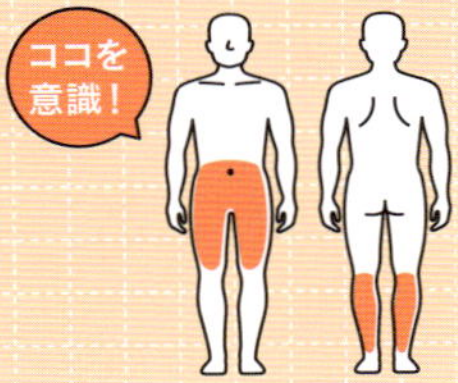

ふくらはぎ伸ばし

10秒キープ／左右3回

右脚を前方へ出して、ひざを少し曲げ、その上に両手を置く。左脚はひざを伸ばしてかかとを床につける。反対側も同様に行う

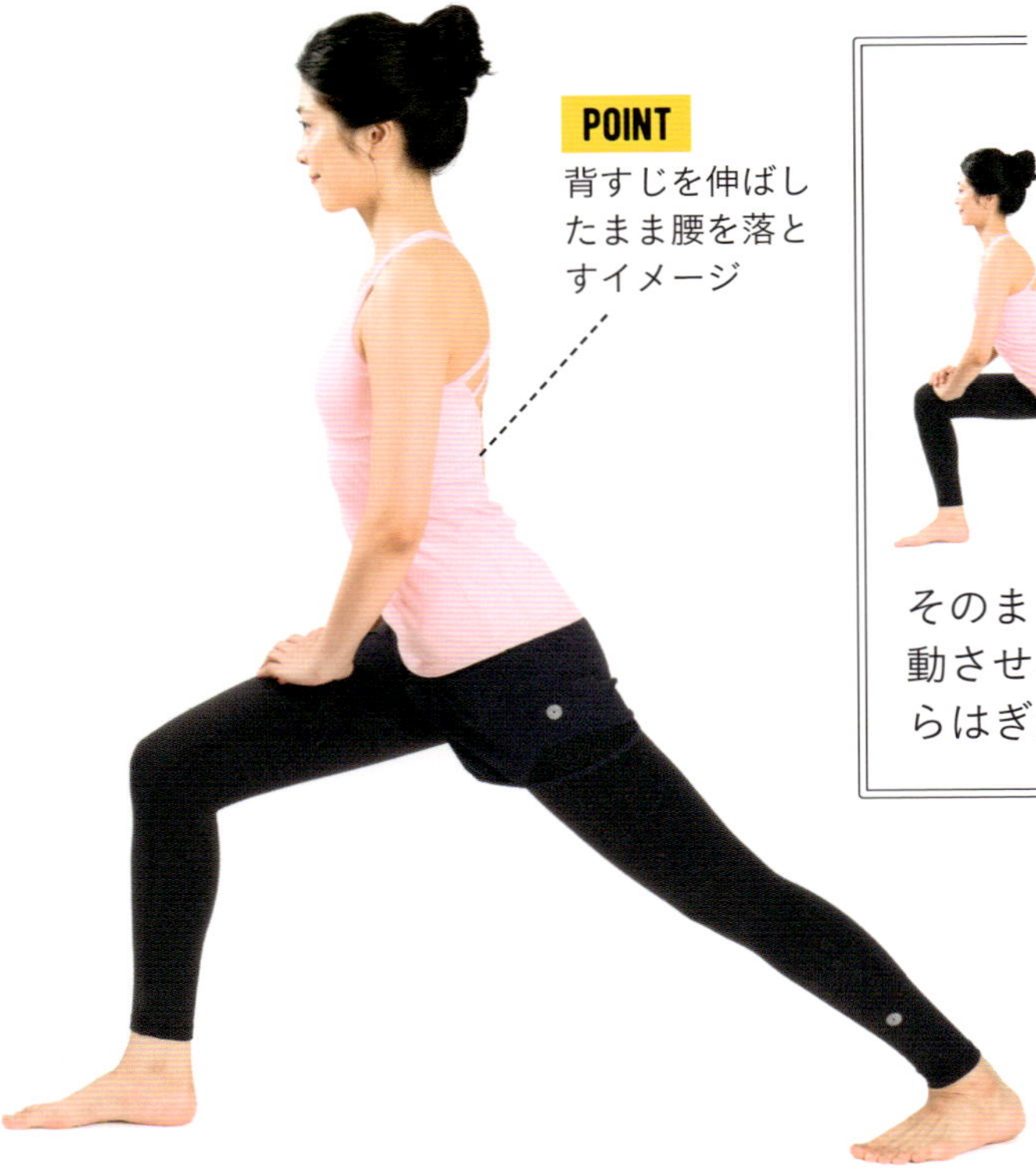

POINT
背すじを伸ばしたまま腰を落とすイメージ

HARD

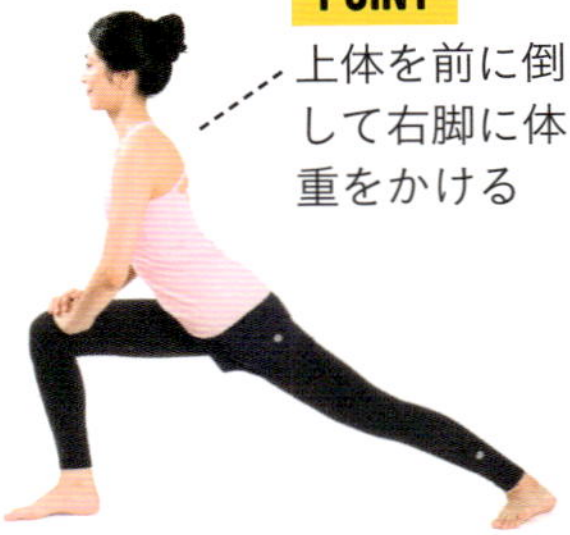

POINT
上体を前に倒して右脚に体重をかける

そのまま重心を前に移動させると、よりふくらはぎが伸びる

脚平行持ち上げ

10秒キープ／左右3回

1 仰向けになり、ひざを曲げて、手の平と足裏を床につけて体を持ち上げる

POINT ひざ、腰、胸のラインは一直線に

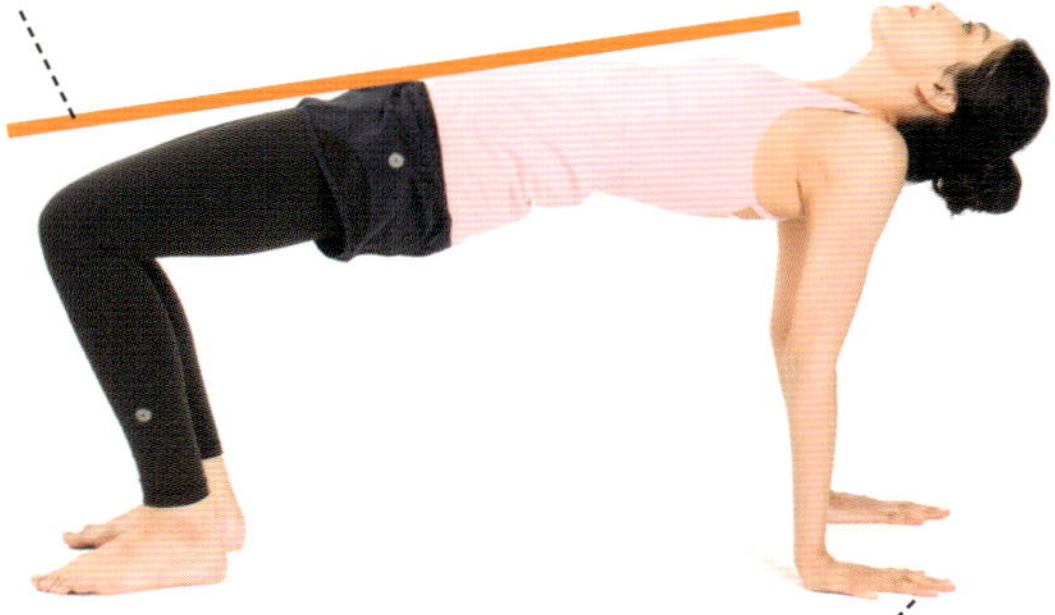

POINT 指先は外側へ向ける

2 そのまま左脚を持ち上げる

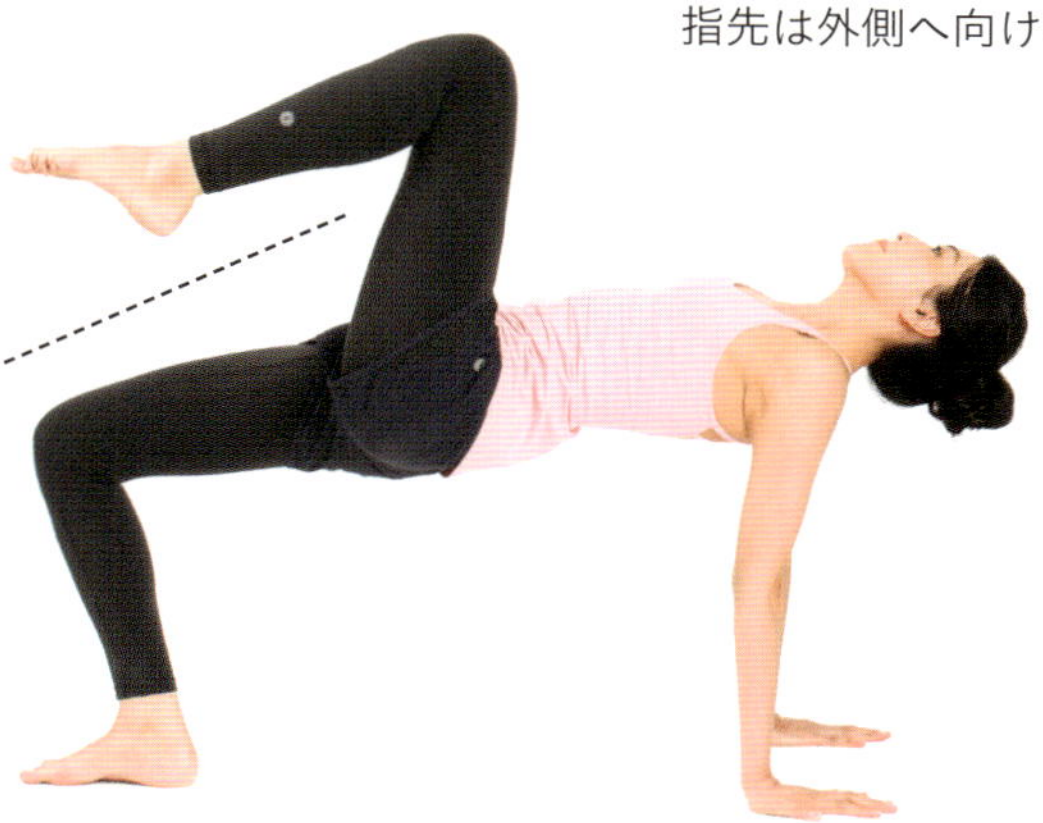

POINT 股関節とひざの角度は約90度

3 そのまま左脚をまっすぐ伸ばす

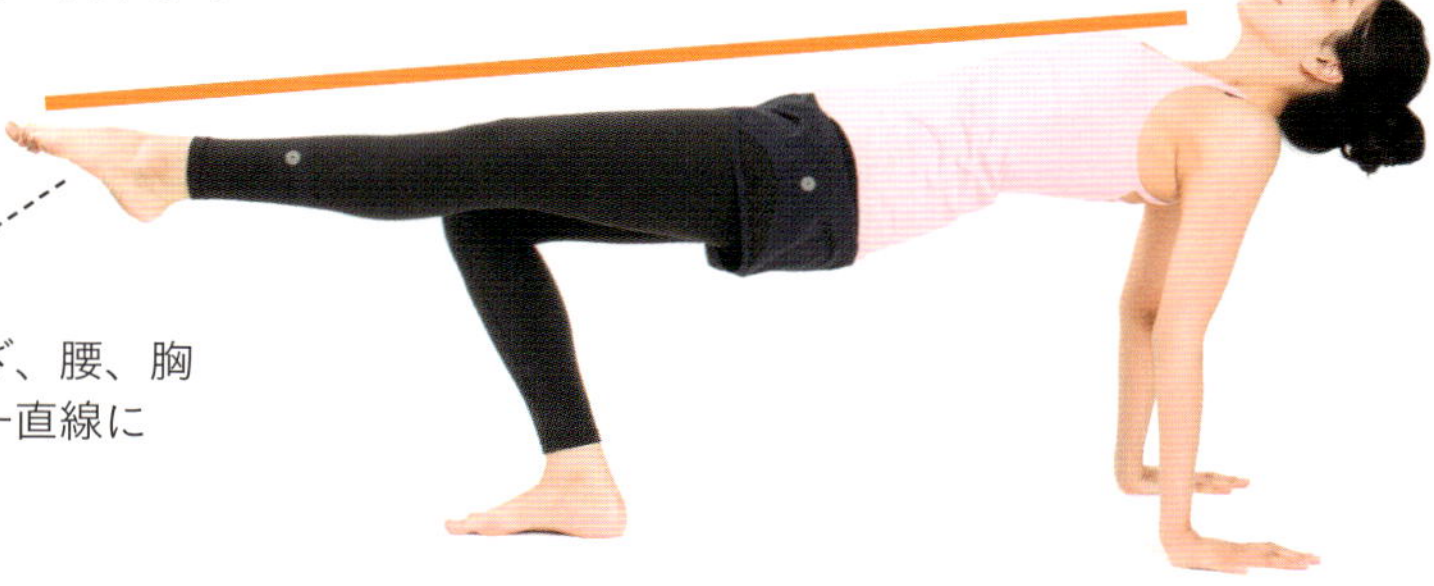

POINT つま先、ひざ、腰、胸のラインは一直線に

水泳に効く！

水泳は体にいいイメージですが、腰に負担がかかる場合も。中でも平泳ぎは股関節やひざを酷使するので、要となる骨盤の役割は非常に重要。衰えがちな背筋を刺激して腰への負担を軽減し、股関節周りの筋肉を伸ばして骨盤の位置を正しましょう。

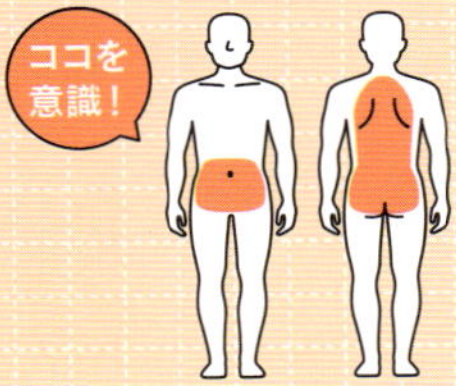

えび反り

10秒キープ／3回

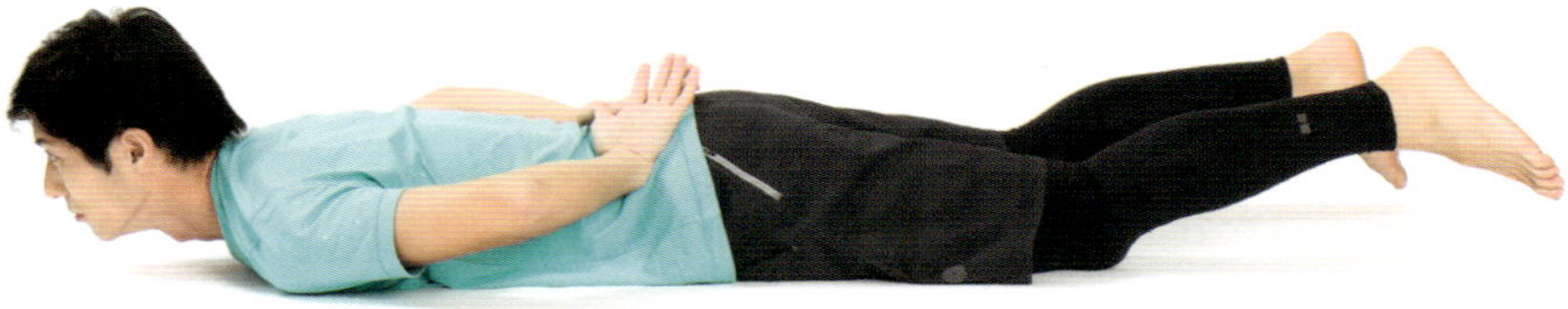

1 うつ伏せになり、脚は腰幅に開く。両手は腰の上で組む

POINT お尻にキュッと力を入れるイメージ

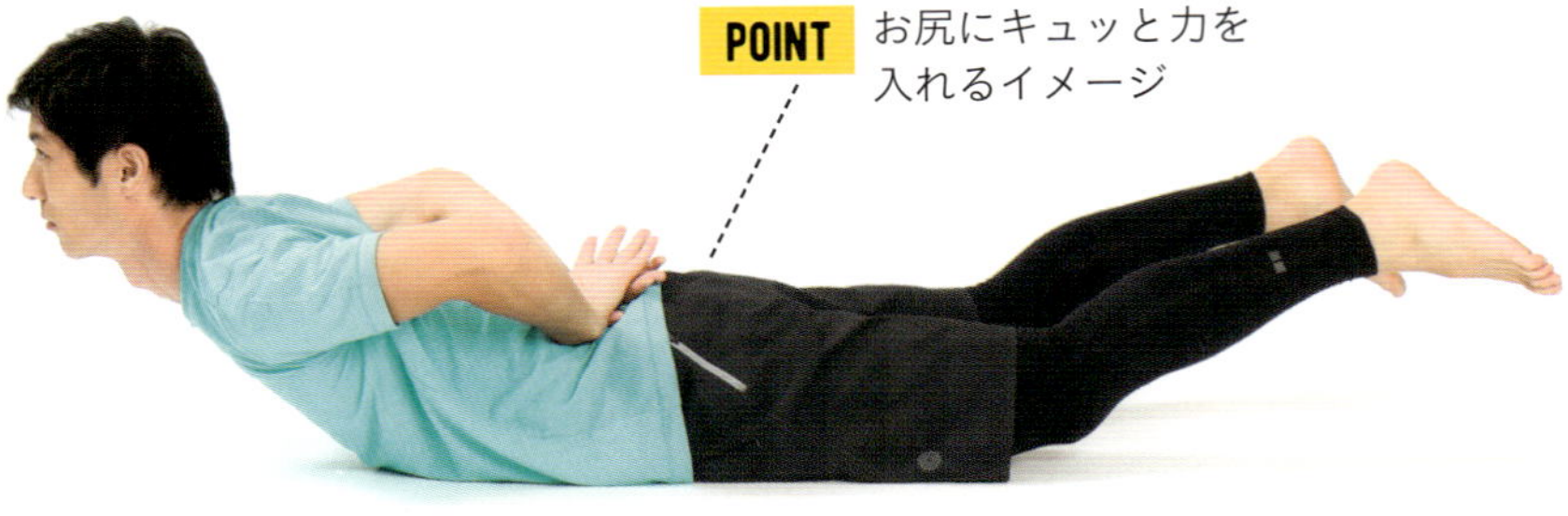

2 腰を支点にして、上体と両脚を同時に持ち上げる

開脚して腰持ち上げ

10秒キープ／3回

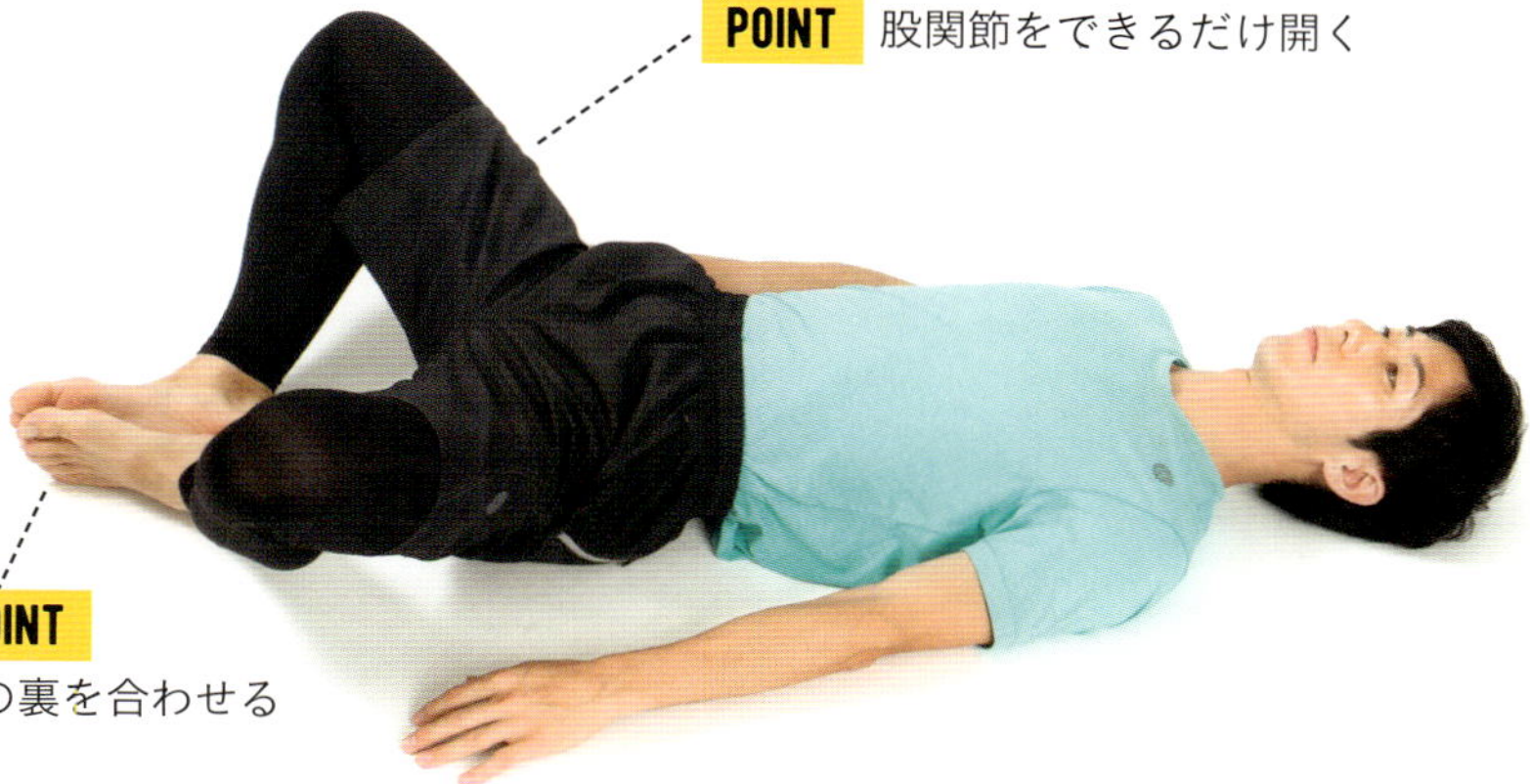
POINT 股関節をできるだけ開く
POINT 足の裏を合わせる

1 仰向けになり、脚を開き、ひざを曲げて足裏を合わせる。手の平は床につける

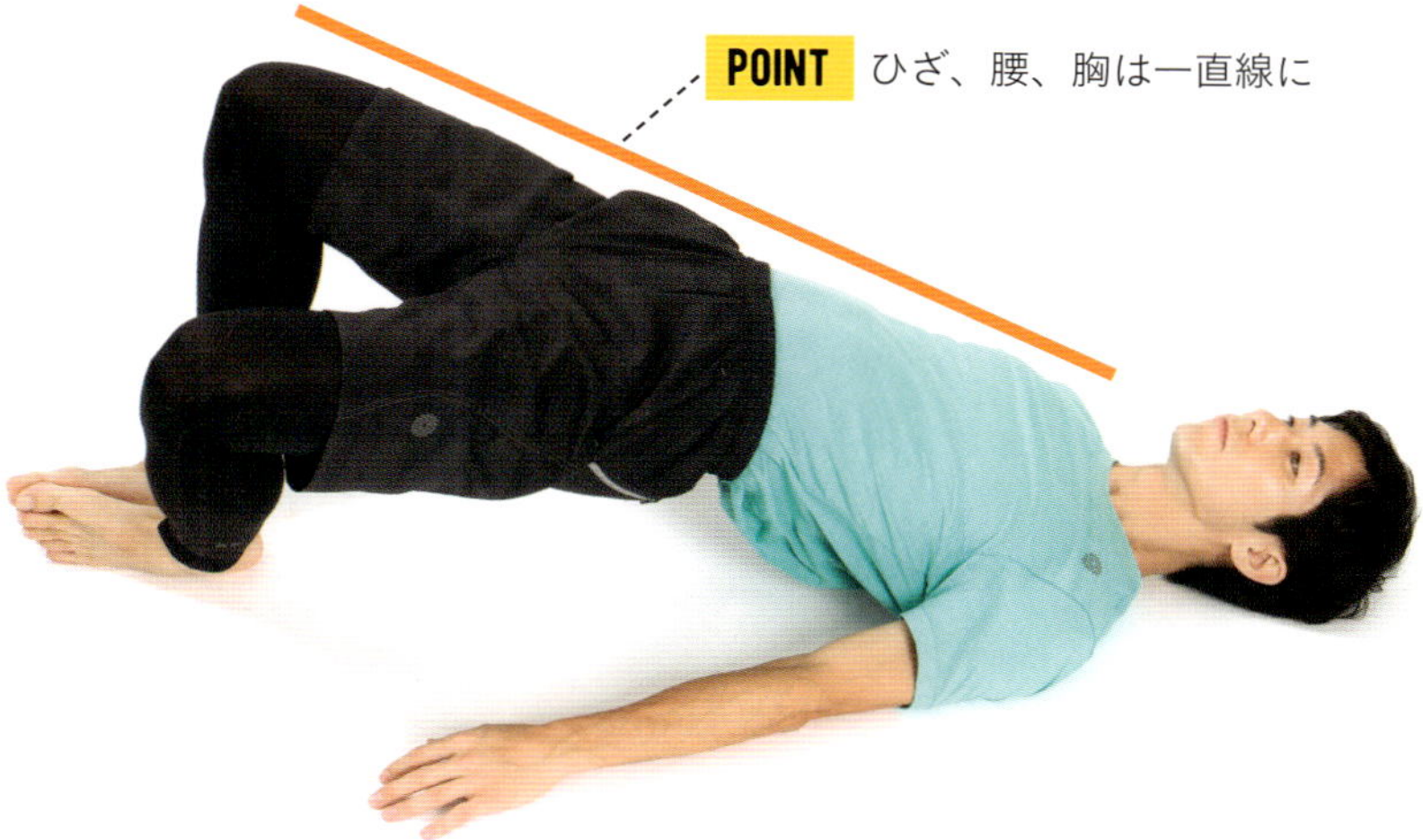
POINT ひざ、腰、胸は一直線に

2 ひざに力を入れて、腰を持ち上げる

テニスに効く！

前後左右に激しく動き回り、利き腕を酷使するテニス。スポーツの中でもかなり身体に無理をさせる、過酷なスポーツだといえます。だからこそ、ゆがみのない正常な骨盤が必要不可欠。負担がかかる腰を中心にストレッチし、骨盤の左右差を正しておくことが大切です。

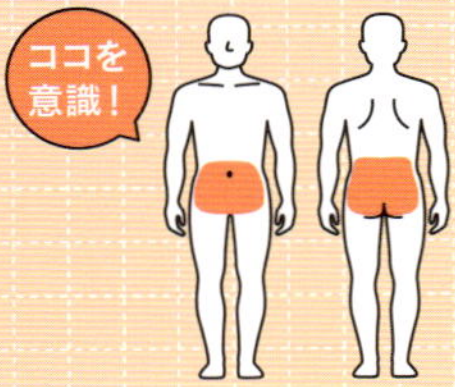

全身ツイスト

左右交互に10回

1 背すじを伸ばして右脚で立つ。左脚を右側へ放り出しながら上体を左へひねり、一度正面に戻る

2 背すじを伸ばして左脚で立つ。右脚を左側へ放り出しながら上体を右へひねる

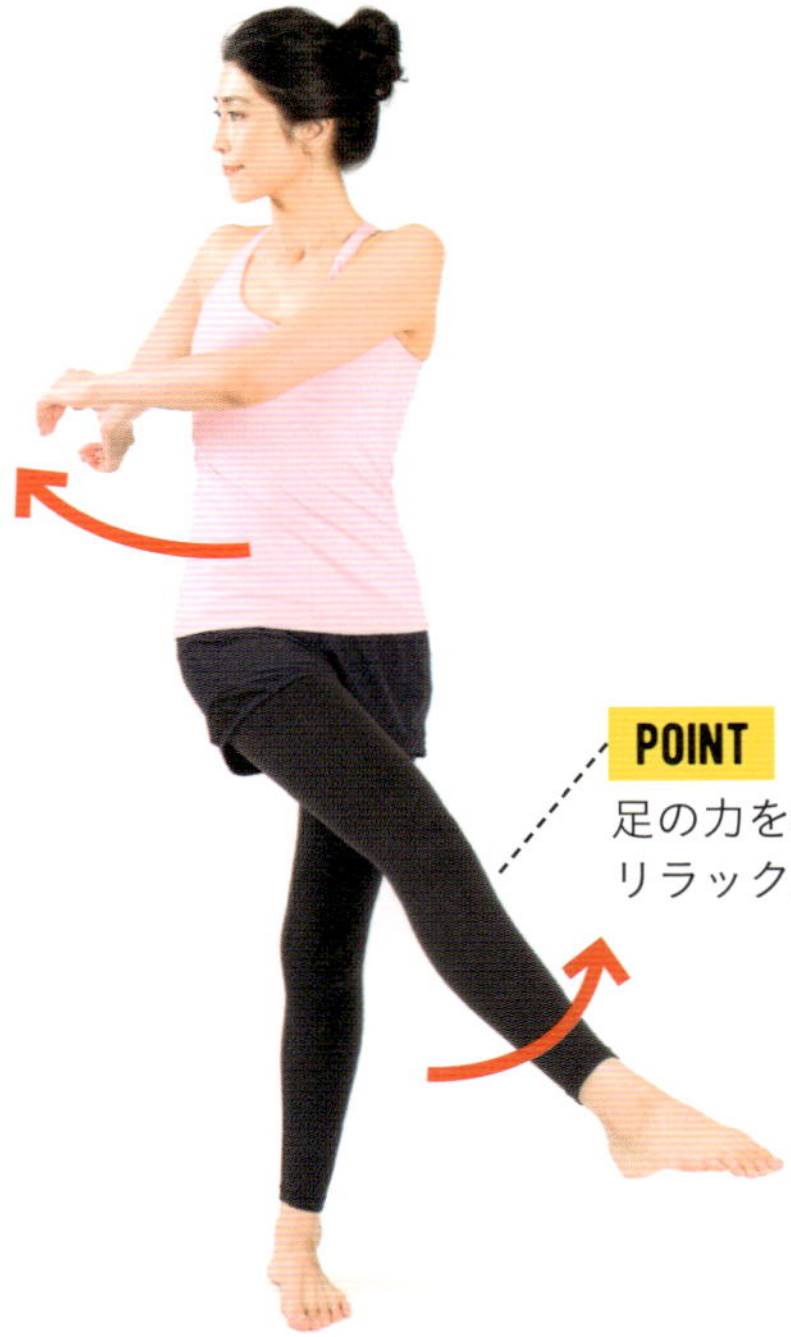

POINT
足の力を抜いてリラックス

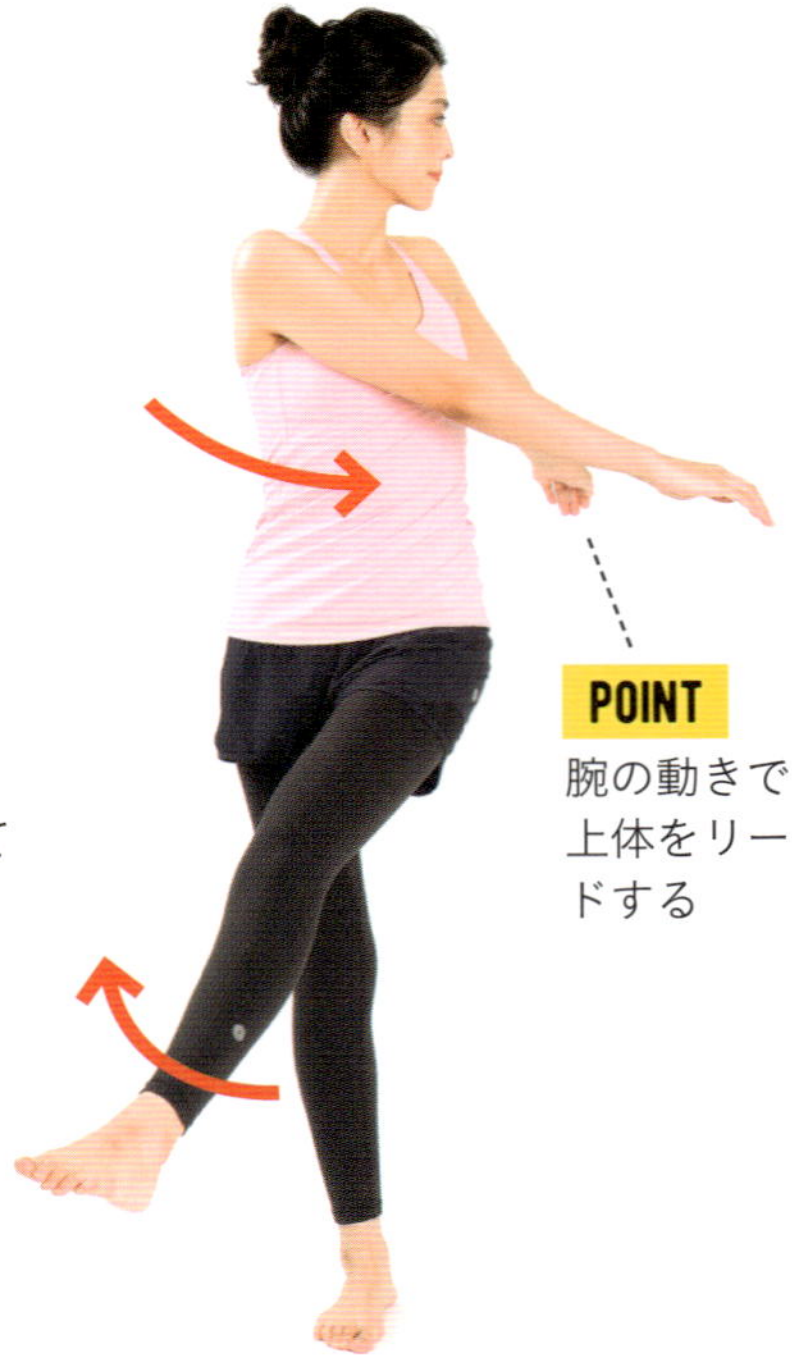

POINT
腕の動きで上体をリードする

左右に開脚して上体ひねり　左右10回

脚を肩幅の倍くらいに開き、背すじを伸ばして立つ。上体を左右にひねる。この動きを繰り返す

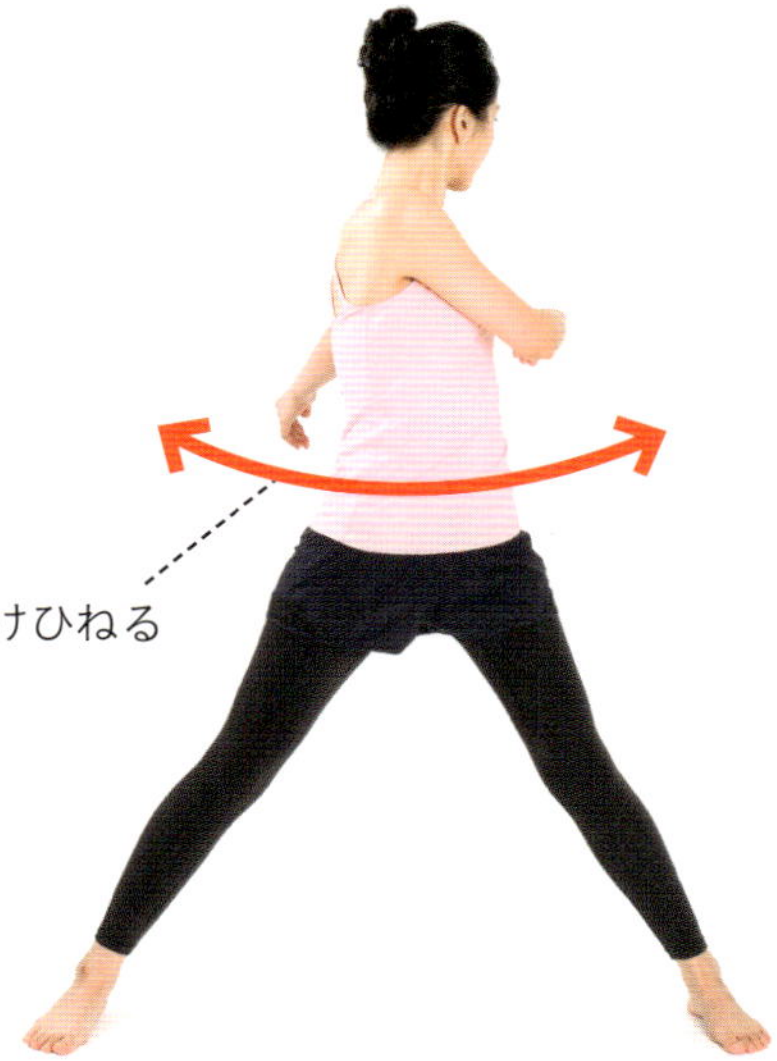

POINT 左右同じだけひねる

前後に開脚して上体ひねり　左右10回

右脚を前へ左脚を後ろへ大きく開き、背すじを伸ばして立つ。上体を左右にひねる。前後の脚を入れ換えて、同様に行う

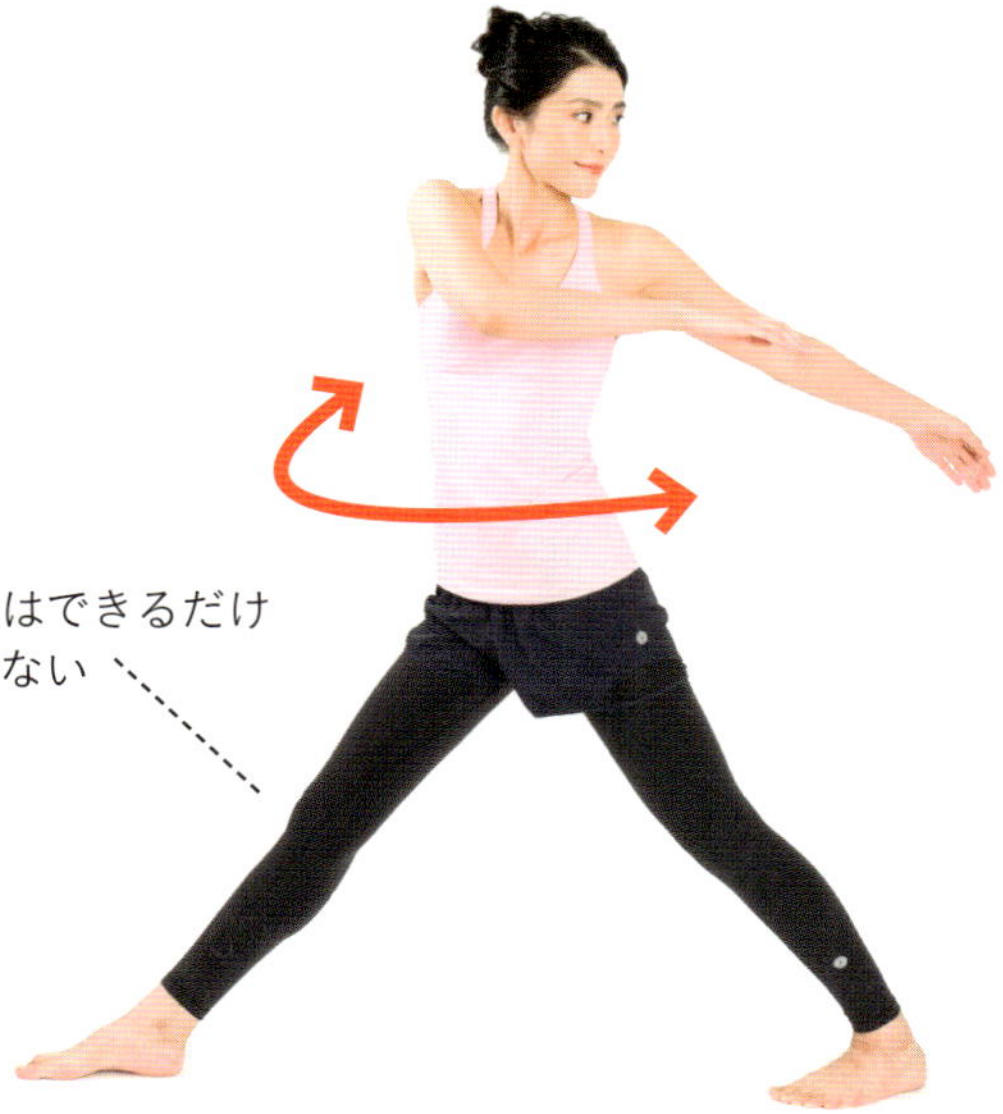

POINT 下半身はできるだけ動かさない

野球に効く!

野球は投げるとき、打つとき、ともに利き腕ばかりを使うため、骨盤がゆがみやすいスポーツです。さらに守備では常に中腰になるので、柔軟な足腰が必要。技術向上には、守備をイメージしながらの屈伸と骨盤と連動している肩甲骨周りのストレッチが役立ちます。

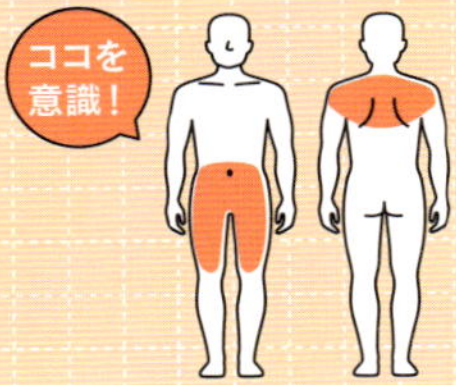

かまえのポーズで屈伸

10回

1 脚を肩幅の倍くらいに開きひざを少し曲げて、背すじを伸ばして立つ

2 脚はしっかりと固定したまま、股関節から曲げて腰を落とす

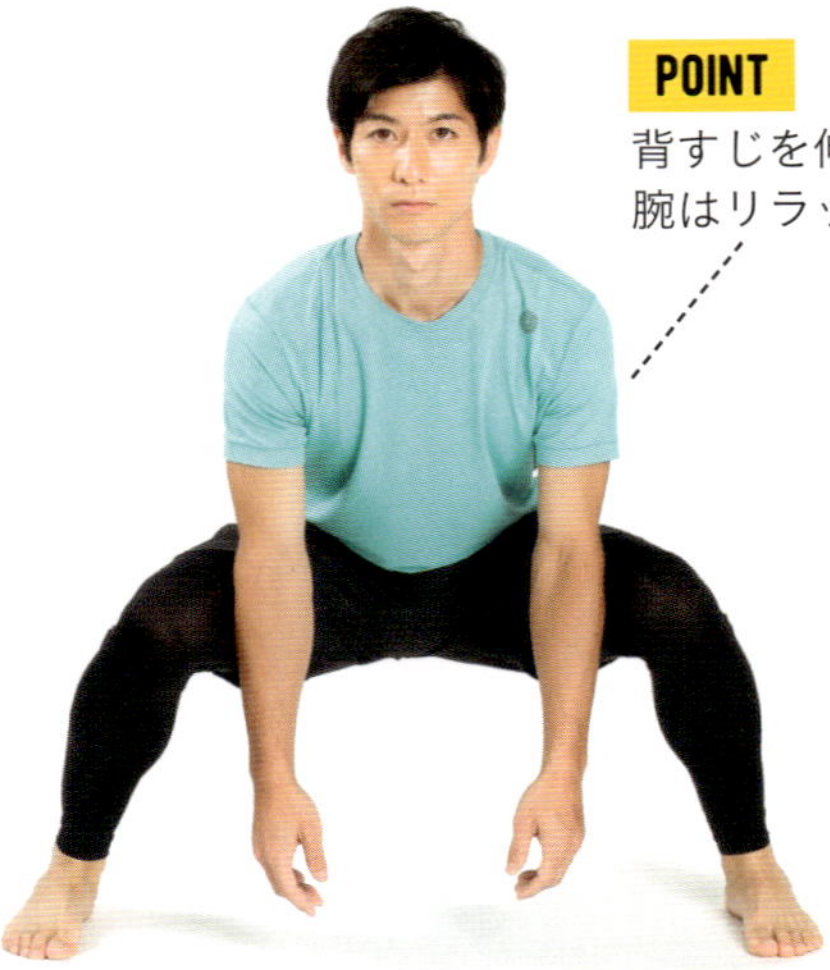

POINT 背すじを伸ばし、腕はリラックス

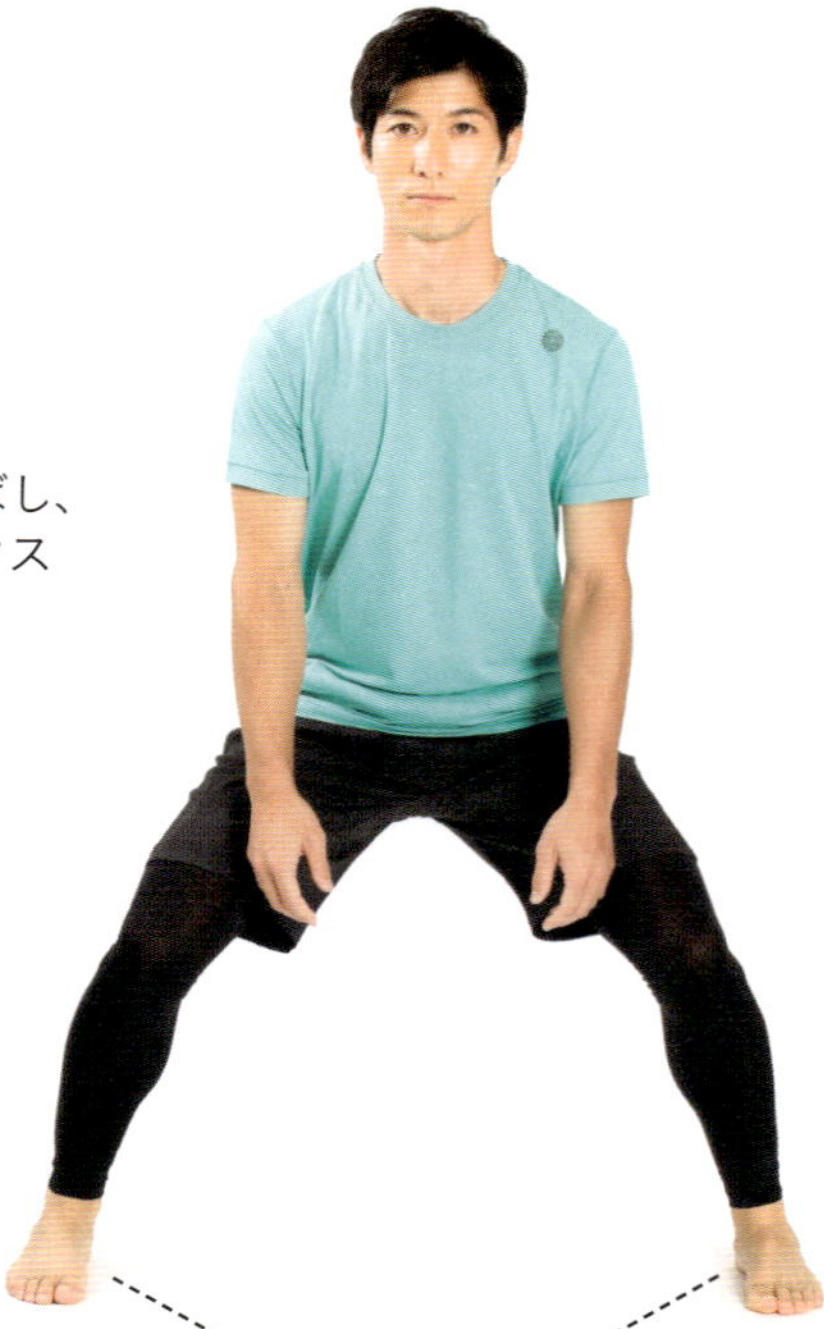

POINT 体重は土踏まずに

背中で手つなぎ

10秒キープ／左右3回

1 脚は肩幅に開き、背すじを伸ばして立つ。左手は上から、右手は下から背中に回して組む

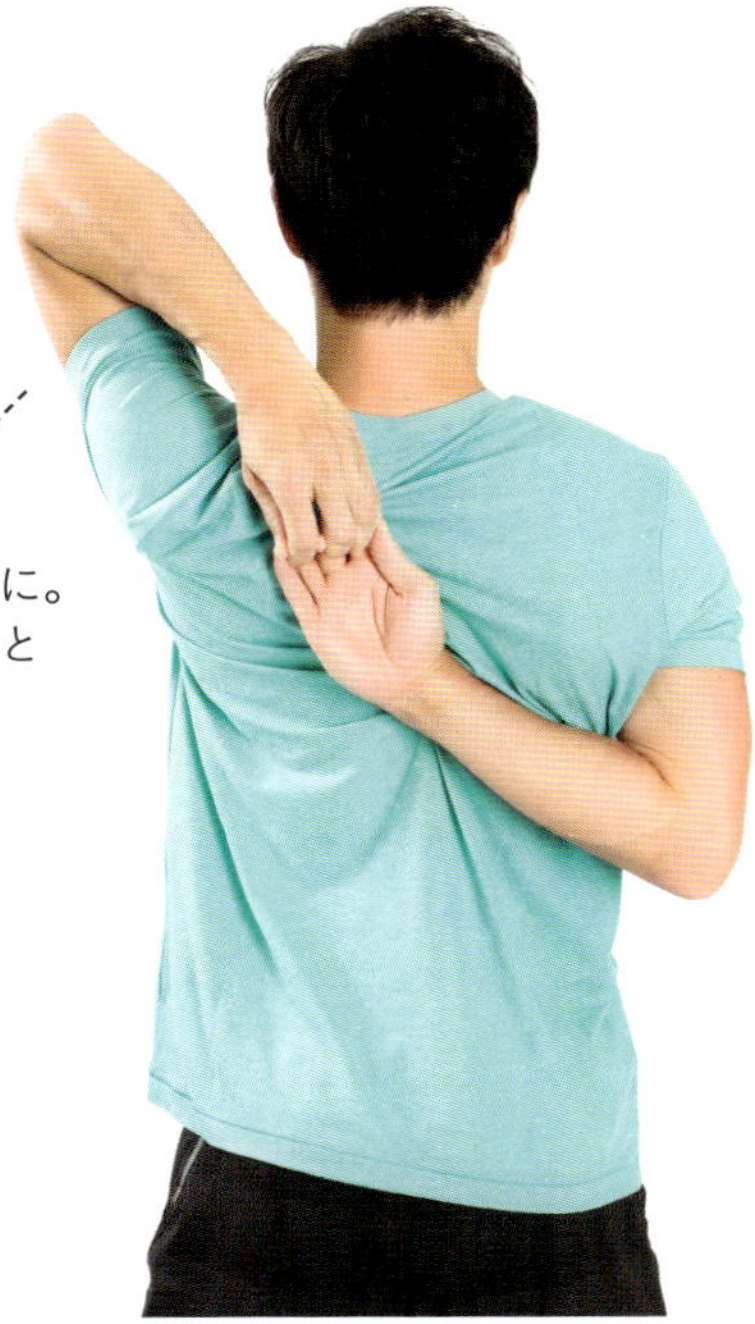

POINT 呼吸を止めないように。無理をせず、できるところまででOK

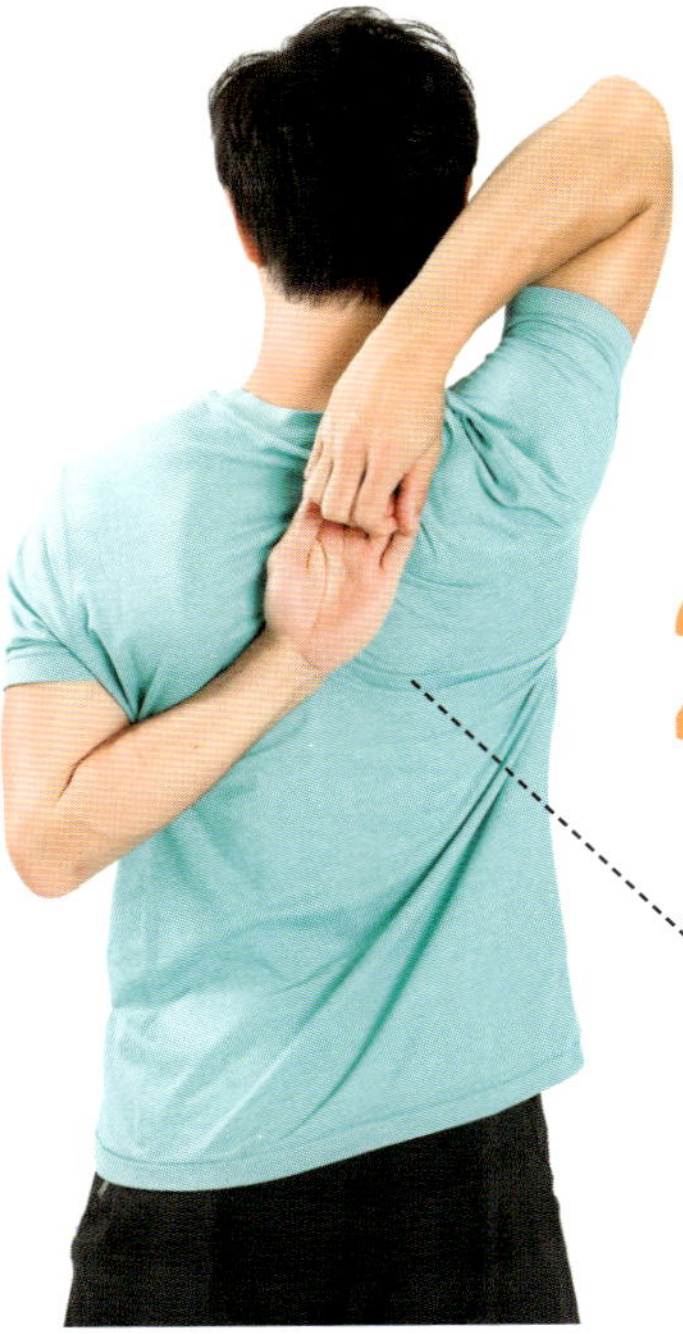

2 右手は上から、左手は下から背中に回して組む

POINT 背中の筋肉の伸びを感じて

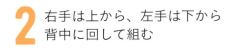

山登りに効く！

登山では骨盤を起点に太ももの筋肉を多用しますが、主に大腿四頭筋、ハムストリングを使います。さらに、ふくらはぎの筋肉も使うので、日頃から下半身の筋肉を鍛えておくと効果的です。筋トレの後は、ストレッチも行いましょう。

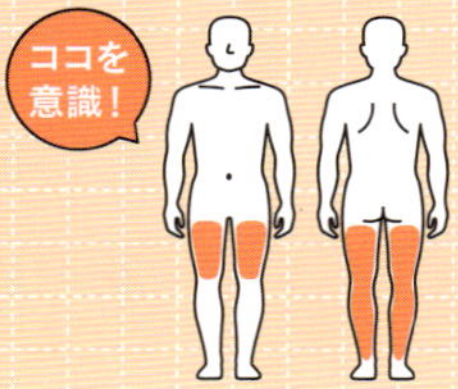

つま先立ち

10回

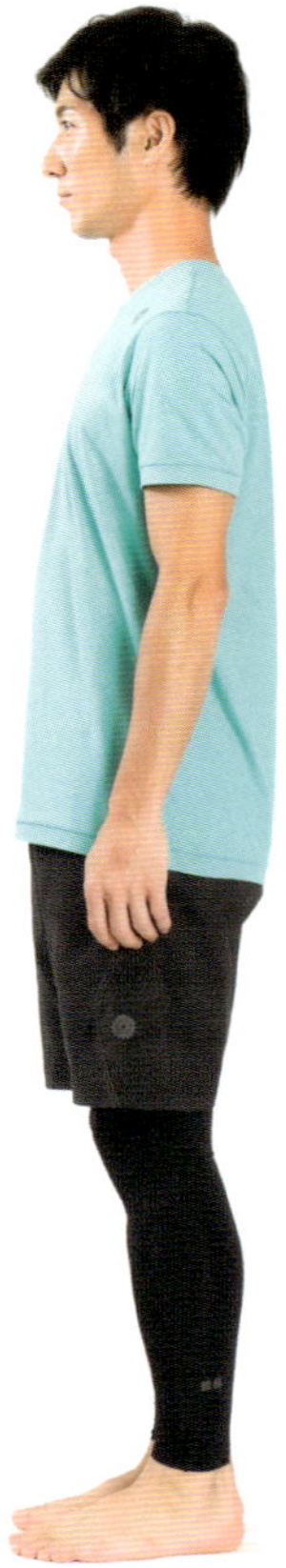

1

脚は肩幅に開き、背すじを伸ばして立つ

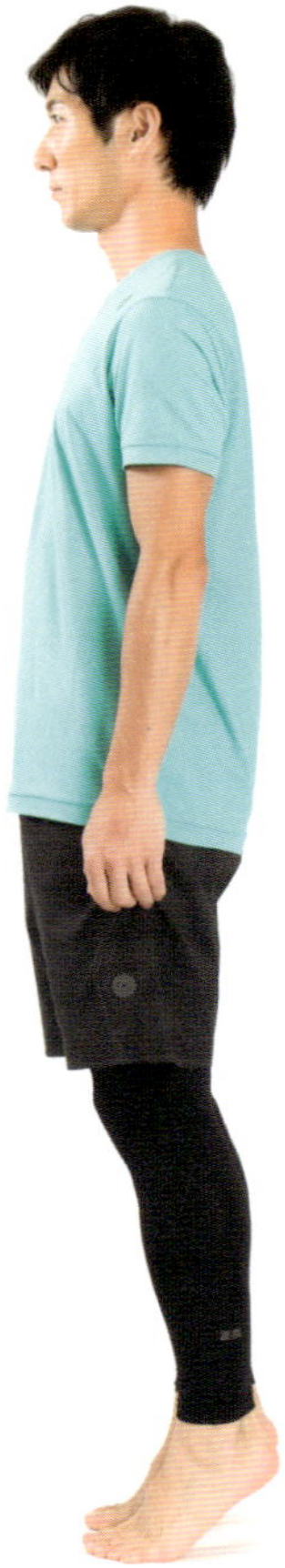

2

そのままかかとを上げる。かかとの上げ下げを繰り返す

POINT かかとを下げたとき、床にはつけない

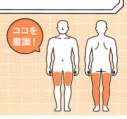

ひざを曲げて前進&後進

10歩／前後3回

1 脚は肩幅に開き背すじを伸ばし、ひざの角度が約90度になるまで腰を落とす。そのまま前へ10歩ほど進む

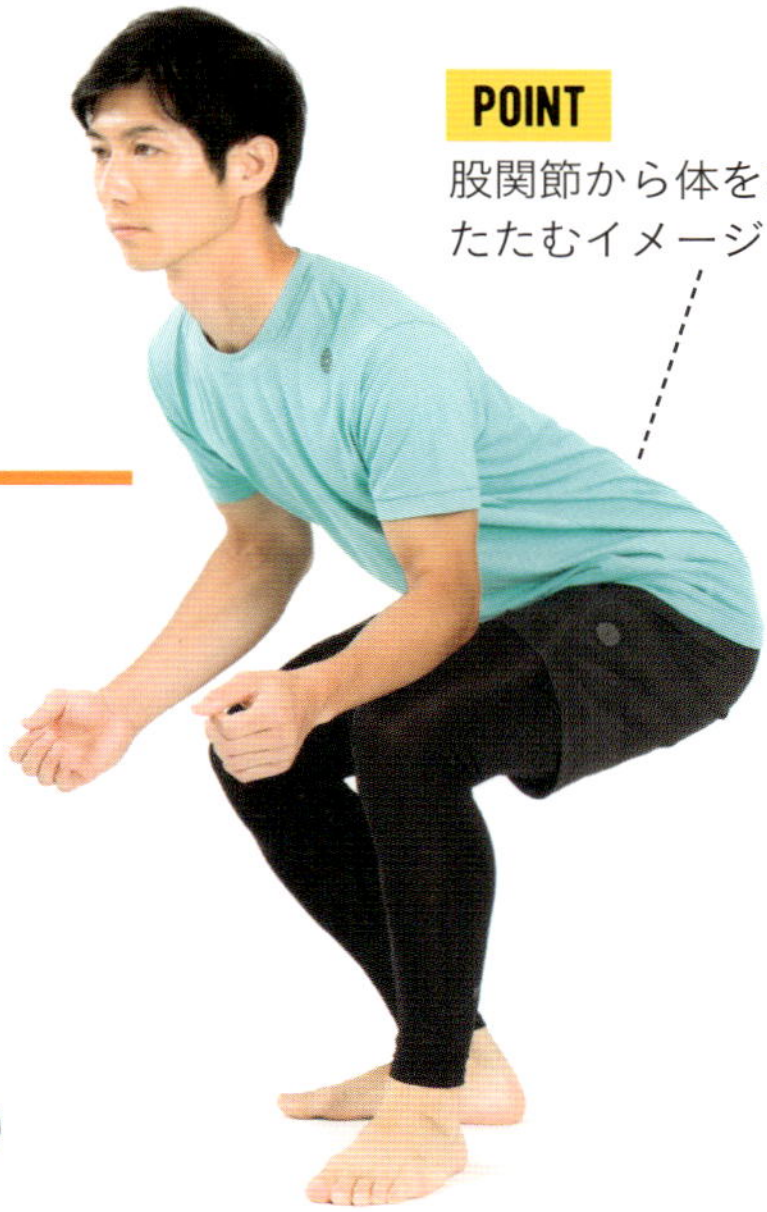

POINT
股関節から体を折りたたむイメージ

2 つま先のラインよりひざが前に出ないように、後ろへ10歩ほど進む

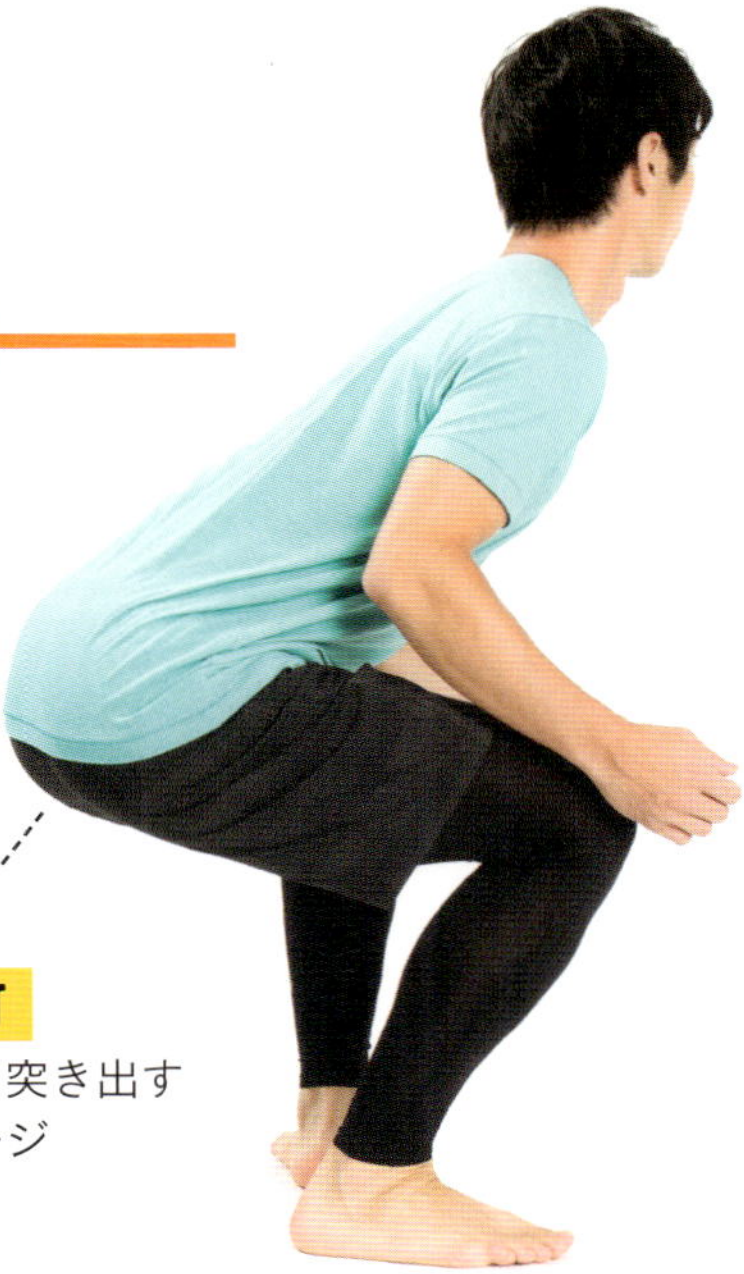

POINT
お尻を突き出すイメージ

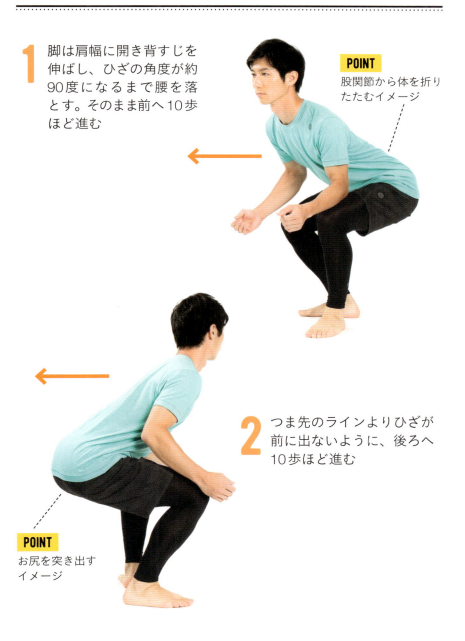

筋トレに効く！

骨盤周りの筋肉を鍛えるのに効果的なのがスクワットです。ただし、筋肉は鍛えると収縮する作用があるため、筋トレばかりしていると骨盤周りの筋肉も硬くなって骨盤がゆがむ原因になります。とくに鍛えやすい屈筋は、念入りにストレッチしておきましょう。

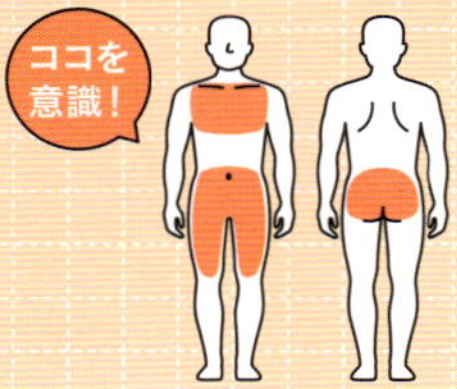

屈筋伸ばし

3回

1 タオルを両手に持ち、頭上でまっすぐになるように上げる。脚は肩幅に開き、背すじを伸ばして立つ

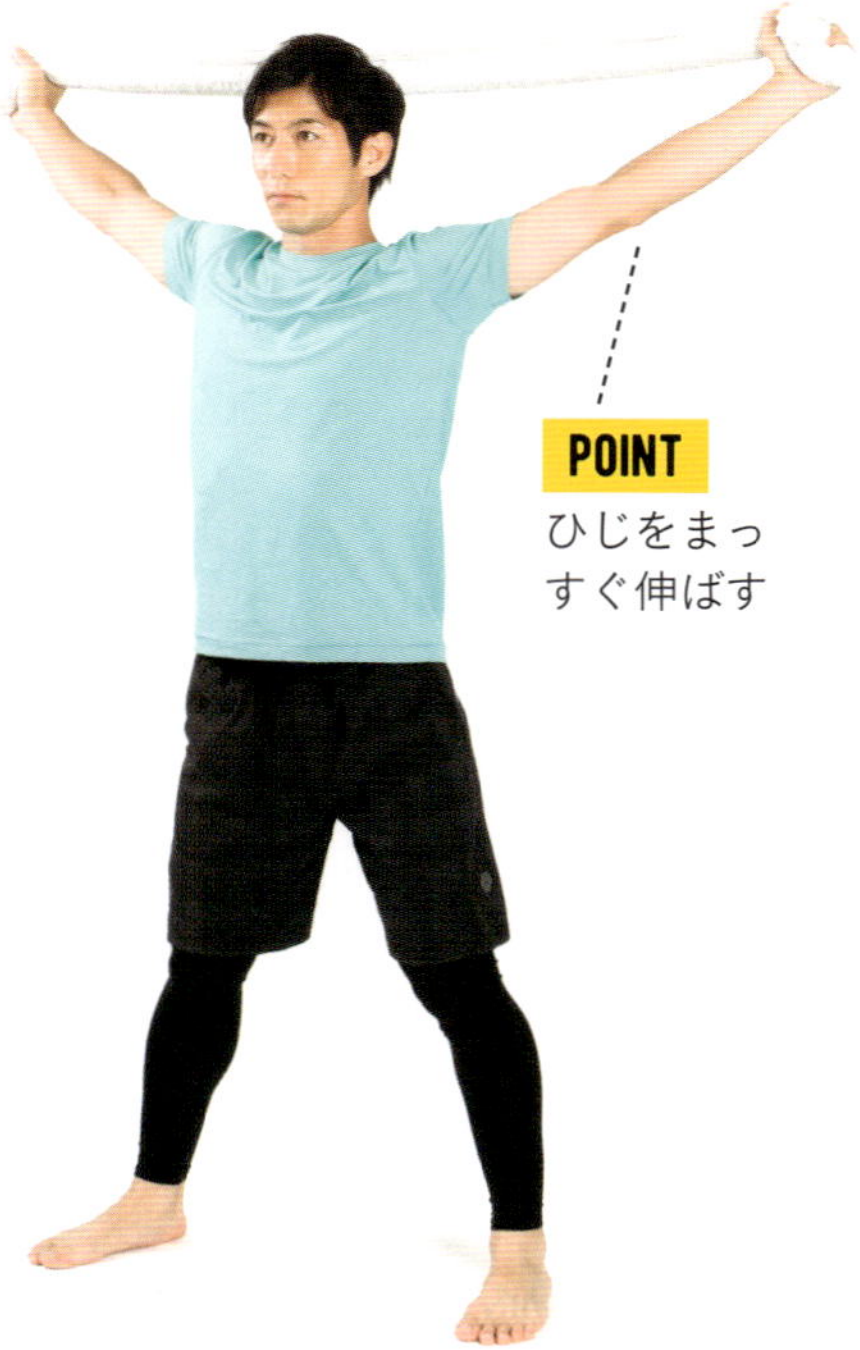

POINT
ひじをまっすぐ伸ばす

2 そのまま両手を後ろへ回す

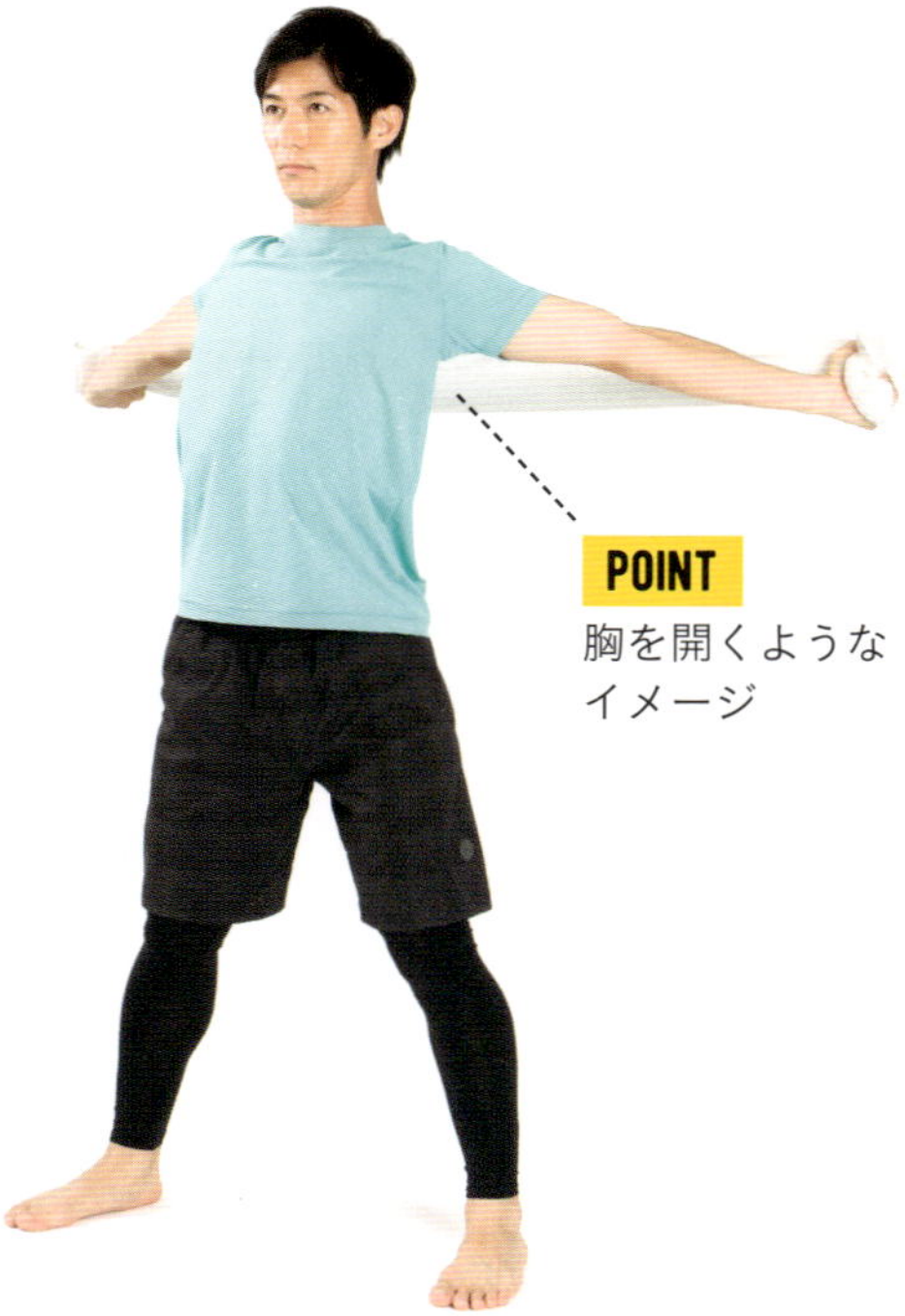

POINT
胸を開くようなイメージ

スクワット

10回

1 脚は肩幅に開き、背すじを伸ばし、手は前に伸ばして立つ

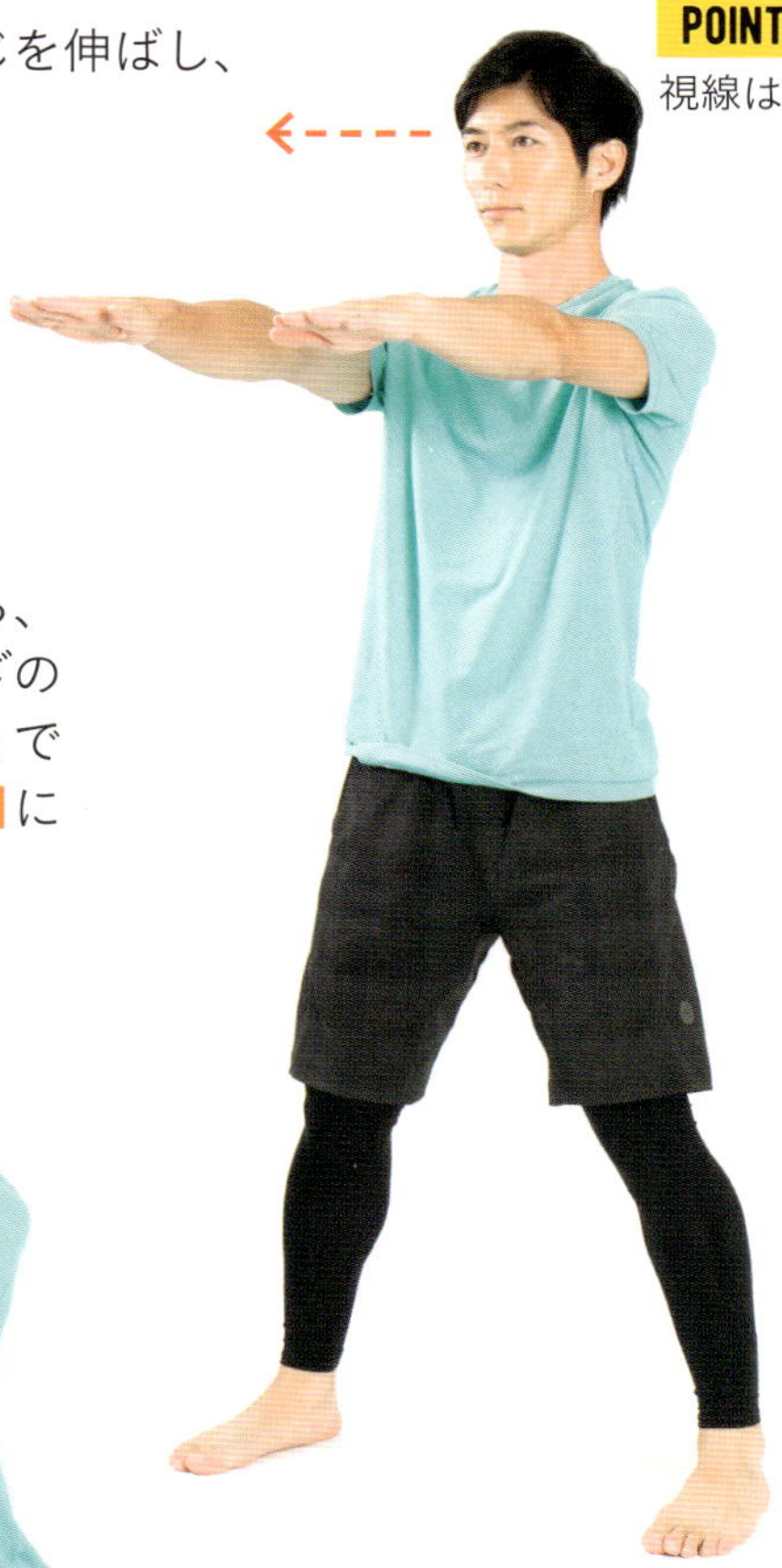

POINT
視線は正面へ

2 お尻を後ろに引きながら、腰を落としていく。ひざの角度が約90度になるまで腰を落としてゆっくりと1に戻る

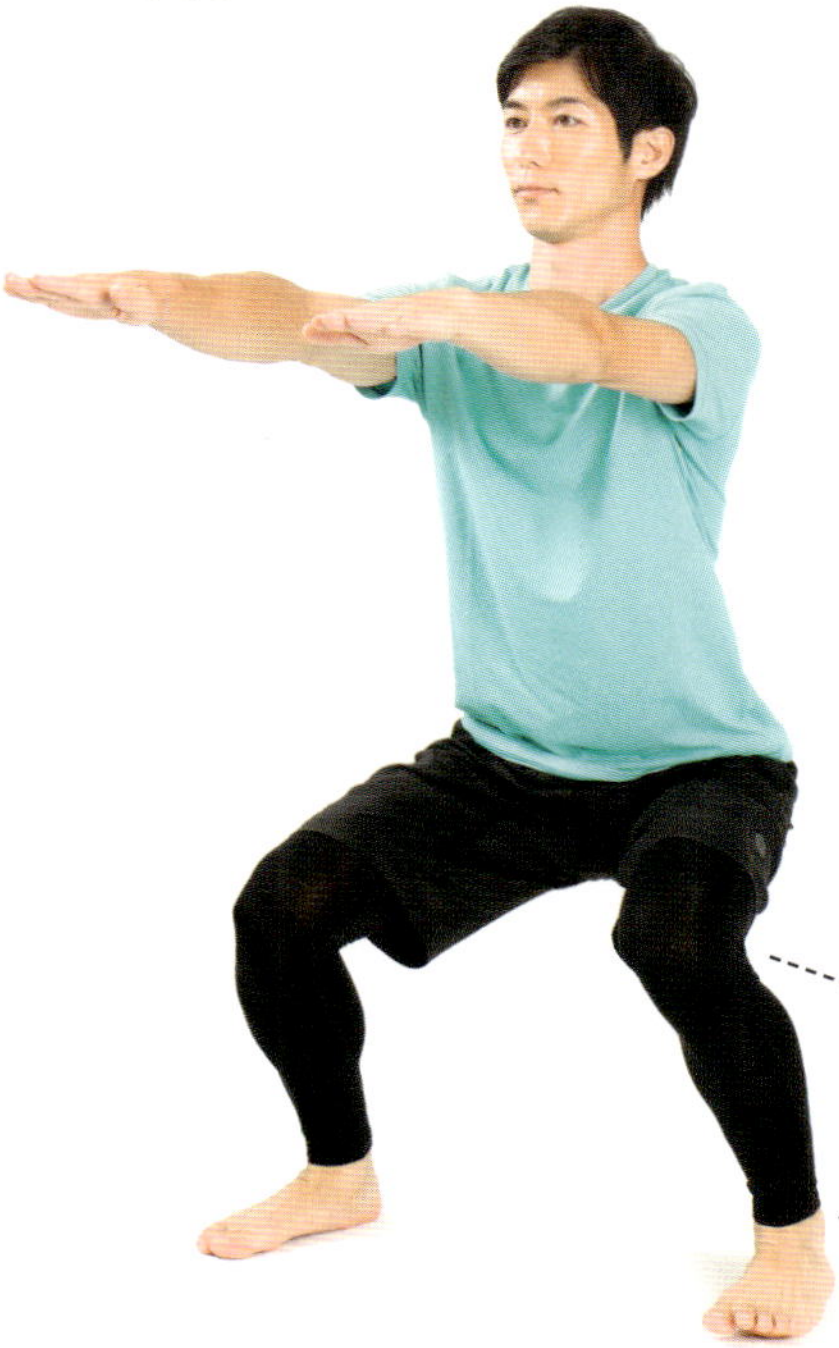

POINT
ひざはつま先と同じ方向へ

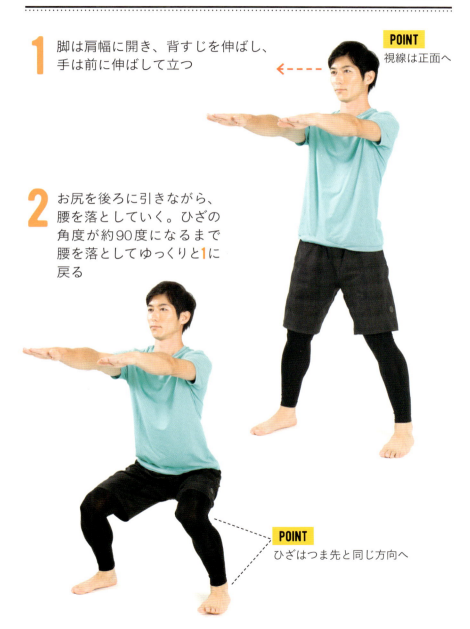

おわりに

骨盤が健康にとって、とても大切だということは、多くの人が知るところだと思います。実際、世間には「骨盤矯正」「骨盤ダイエット」「骨盤体操」など、骨盤と名のつく言葉があふれています。

骨盤ケア＝女性というイメージを持つ人が多いかもしれませんが、男性にとっても骨盤は大切な部分です。しかし、骨盤はとても複雑で難しそうで、大切なことはわかっていても、ケアをしている人は少ないように思います。そして、多くの人たちが、骨盤がゆがんだら、自分では修正できないと思っているのではないでしょうか。

骨盤は体の中心であり、要となる部分です。骨盤にゆがみがなくしなやかで弾力があれば、それは全身へと波及して、健康や仕事、スポーツなどのパフォーマンスに好影響を与えます。

骨盤のケアは、複雑でも難しくもありません。そもそも正常な骨盤には自然治癒力があり、睡眠中や歩いている間に正しい形に戻るのです。ゆがんでいる骨盤も、日々ケアを心がけていれば、徐々に自然治癒力が復活して、正常に近づけることが可能になります。

じつは本書の撮影時、あるスタッフが撮影に立ち会いながらストレッチを行ったら、痛くて上がらなかった肩が上がるようになった、ということがありました。このように、症状が悪化しすぎていなければ、骨盤のゆがみを少し整えるだけで、すぐに効果が現れます。

ぜひみなさんも、気づいたときに少しずつでも、骨盤のケアを行ってみてください。必ず効果を実感できると思います。

福辻鋭記

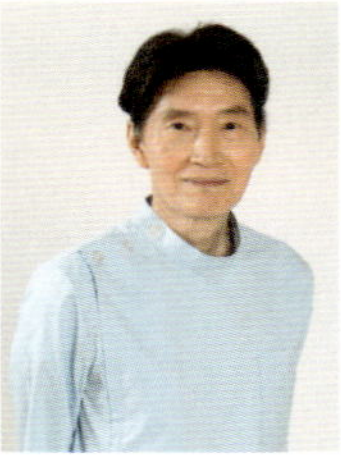

監修

福辻鋭記（ふくつじ・としき）

福井県敦賀市出身。アスカ鍼灸治療院院長。日中治療医学研究会会員。30年以上で5万人以上にも及ぶ治療実績を誇り、「日本の名医50人」に選ばれた鍼灸師。
健康関連の著書、監修本は『たった一週間で身長を3センチ伸ばしウエストを5センチ減らす骨盤・背骨ストレッチ』（アスコム）、『寝るだけ！骨盤枕ダイエット』（学習研究社）など多数。カイロプラクティック、整体などを取り入れた独自の治療法が評判を呼び、健康雑誌、テレビ番組などでも活躍中。

モデル：鈴木文也（株式会社プレステージ）、原歩美（株式会社サトルジャパン）
ヘアメイク：菊地身季慧
衣装協力：イージーヨガジャパン　TEL：03-3461-6355（http://www.easyogashop.jp）
イラスト：内山弘隆
カバーデザイン：佐々木恵実（ダグハウス）
本文デザイン：島田利之（株式会社 sheets-design）
撮影：天野憲仁（株式会社日本文芸社）
執筆協力：大泰司由季
編集協力：株式会社オメガ社

究極《きゅうきょく》の骨盤《こつばん》リセット・ストレッチ

2019年2月20日　第1刷発行

監修者　福辻　鋭記
発行者　中村　誠
印刷所　株式会社　光邦
製本所　株式会社　光邦
発行所　株式会社　日本文芸社
〒101-8407　東京都千代田区神田神保町1-7
TEL　03-3294-8931（営業）　03-3294-8920（編集）

Printed in Japan
112190125-112190125 Ⓝ01　(230043)
ISBN978-4-537-21662-2
URL https://www.nihonbungeisha.co.jp/

（編集担当：前川）